ETUDE

SUR LES

MYÉLITES SYPHILITIQUES

PAR

Le Dr Paul SAVARD

Ancien interne en médecine et en chirurgie des hôpitaux de Paris
Médaille de bronze de l'Assistance publique,
Membre de la Société anatomique,
Membre de la Société clinique.

PARIS
A. DELAHAYE et E. LECROSNIER ÉDITEURS
place de l'Ecole-de-médecine

1882

ÉTUDE

SUR LES

MYÉLITES SYPHILITIQUES

PAR

Le Dr PAUL SAVARD

Ancien interne en médecine et en chirurgie des hôpitaux de Paris,
Médaille de bronze de l'Assistance publique,
Membre de la Société anatomique,
Membre de la Société clinique.

PARIS
A. DELAHAYE et E. LECROSNIER, EDITEURS
place de l'Ecole-de-médecine

1882

A LA MÉMOIRE DE MON PÈRE

ÉTUDE

SUR LES

MYÉLITES SYPHILITIQUES

INTRODUCTION.

Pendant le cours de notre internat, nous avons eu l'occasion d'observer quelques cas de myélites syphilitiques. Les vives contestations dont les manifestations médullaires de la syphilis ont été l'objet, et les particularités que nous ont paru présenter certaines observations, nous ont donné l'idée de faire quelques recherches sur ce sujet. Ce n'est pas évidemment une étude tout à fait nouvelle que nous présentons. Cependant le nombre des travaux entrepris sur la question est encore peu considérable, et bien des points restent encore à éclaircir. Car beaucoup d'auteurs ont dirigé leurs efforts sur l'étude des affections syphilitiques du cerveau, bien peu sur celle des altérations spécifiques de la moelle. Et encore, parmi ces derniers, les uns admettent sans discussion l'existence de ces myélites, les autres refusent catégoriquement aux troubles médullaires la spécificité. Nous avons donc pensé qu'une des questions les plus importantes, celle qu'il fallait résoudre dès le début, après l'historique toutefois, était la preuve des manifestations spinales de la syphilis. A ce propos, nous avons dû entrer dans le débat sur l'existence des myélites spécifiques systématisées, et examiner la question de l'ataxie locomotrice syphilitique.

Après l'étiologie, c'est assurément l'*anatomie pathologique* qui offre le plus d'intérêt, mais c'est aussi la partie la plus difficile, la plus délicate et la plus inconnue de la question; car on ne possède qu'un très petit nombre de faits qui ont été contrôlés par l'examen histologique.

Nous avons recherché si les lésions de la syphilis médullaire ont des caractères spéciaux pouvant les faire reconnaître, et si elles sont analogues aux lésions cérébrales de même nature.

Quant aux symptômes, nous verrons qu'il n'y en a pas de particuliers pour les myélites syphilitiques; mais que l'ensemble de ces symptômes offre quelque chose de spécial qui permet de soupçonner la syphilis derrière l'affection médullaire. Le propre de la syphilis spinale, c'est la diffusion de ses symptômes, c'est l'irrégularité de sa marche, ce sont enfin ses oscillations, ses rechutes et ses récidives. Quant au traitement, nous verrons dans quelles mesures il peut être efficace.

Nous ne voulons pas commencer cette étude sans adresser nos remerciements aux excellents maîtres qui nous ont guidé pendant notre internat, à MM. Alph. Guérin, Guyot, Archambault, Lailler, et à notre maître et ami M. Rendu, qui nous a aidé par ses conseils et nous a communiqué plusieurs observations intéressantes; nous les prions de recevoir l'expression de notre vive reconnaissance.

HISTORIQUE.

L'étude des myélites syphilitiques est de date récente, et les travaux publiés sur ce sujet sont peu nombreux ; il ne pouvait guère en être autrement, puisque la connaissance des lésions de la moelle est toute moderne. L'anatomie et la physiologie de cette partie du système nerveux étaient trop imparfaites pour permettre d'établir sur des bases certaines la pathologie médullaire. Les indications que l'on trouve dans les auteurs anciens sont bien vagues et bien incomplètes ; pourtant l'influence de la syphilis sur les affections nerveuses ne leur avait pas échappé.

Ulrich de Hutten (1519) et Paracelse indiquent les paralysies parmi les maladies les plus variées que peut produire le virus syphilitique. Nicolas Massa signale un cas de manie qui est due suivant lui à l'intensité des douleurs ostéocopes ; Thierry de Héry, dans sa Méthode curatoire de la maladie vénérienne (1634), dit que le spasme peut être produit par la syphilis, et rapporte l'observation d'un syphilitique qui était atteint d'épilepsie, et qui guérit par les pilules indiennes. Pour Astruc (De morbo ven., liv. IV), le vertige, les convulsions, l'épilepsie, le tremblement des muscles, les paralysies, s'observent dans la maladie vénérienne ; mais cet auteur comme ses prédécesseurs met sur le compte de la syphilis bien des affections qui lui sont étrangères, et fait tout dépendre de la vérole. A cette époque on voit la syphilis partout, elle remplit tout le cadre de la pathologie. Il n'est donc pas étonnant de voir les syphilographes du XVIe et du XVIIe siècles considérer les maladies de la moelle comme syphilitiques puisqu'ils attribuaient à cette diathèse toutes les lésions viscérales. Ces idées persistent jusqu'à Bell.

On commençait à revenir de ces exagérations, lorsque parurent les travaux de Hunter, qui produisirent un revirement complet dans les idées de l'époque; en effet, il se mettait en opposition avec les opinions qui avaient cours, et refusait à la syphilis le droit de frapper certains tissus de l'économie. Pour lui les viscères n'étaient jàmais atteints par l'infection vénérienne, ni le foie, ni les reins ; aucun des viscères abdominaux, ni le cœur ni le cerveau, n'était capable d'être influencé par la vérole. Il ne parle pas de la moelle, mais il est certain qu'elle se trouvait dans les mêmes conditions que les autres organes et qu'elle était comme le cerveau à l'abri des manifestations syphilitiques. Broussais s'avança encore plus loin dans cette voie : suivant lui, c'est à peine si la syphilis existait. Enfin une réaction contre de pareilles tendances ne tarda pas à se produire, et depuis trente ou quarante aus on est revenu aux idées anciennes, mais en repoussant toutes les exagérations auxquelles elles avaient conduit, et en appuyant les faits que l'on avançait sur la vérification anatomique. Dès lors les affections nerveuses de la syphilis sont nettement indiquées et deviennent l'objet de nombreuses recherches. Récamier signale un cas de paraplégie syphilitique guérie par les pilules de Dupuytren; Ricord constate la paraplégie chez des malades atteints de syphilis et fait observer qu'il n'a trouvé aucune lésion macroscopique; Rayer observe un exemple de syphilis cérébrale et méningée; Schutzemberger publie dans la Gazette médicale de Strasbourg un cas de tremblement avec contracture, céphalée, troubles de la vue et de l'ouïe, guéri par le mercure; Yvaren, Lucas-Championnière, Deval, Melchior Robert, étudient plusieurs des troubles nerveux produits par la syphilis. Mais les premiers travaux d'ensemble véritablement importants qui aient été publiés sur les affections nerveuses syphilitiques sont ceux de Ladreit de Lacharrière, de Gros et Lancereaux, de Zambaco, qui parurent presqu'à la même époque. En tous cas, dans tous ces ouvrages et dans ceux qui ont paru depuis, ce sont les lésions cérébrales qui ont été l'objet de toutes les recherches ; les auteurs se sont fort peu occupés des altérations médullaires, ce qui tient sans doute à la fréquence moindre de ces dernières et aux difficultés que présente toujours leur étude. Aussi les affections cérébrales de la syphilis sont bien connues aujourd'hui, surtout après les travaux récents que nous mentionnerons tout à l'heure, tandis que les maladies de la moelle, dépendant de la diathèse, sont encore l'objet de bien vives discussions.

Pourtant Ladreit de Lacharrière, dans la thèse si complète qu'il a écrite en 1861, consacre un chapitre à la syphilis médullaire ; il fait voir que les affections spécifiques de la moelle peuvent survenir quelquefois à une époque très rapprochée des accidents du début, et il publie 18 observations ayant trait à la localisation de la diathèse sur cette partie du système nerveux. Déjà Lagneau, dans son Traité des maladies syphilitiques du système nerveux, avait publié quelques cas de paraplégie spécifique. Presque à la même époque paraissent le Traité de Gros et Lancereaux, où l'on trouve quelques observations de myélites occasionnées par la syphilis, et le remarquable mémoire de Zambaco qui renferme un assez grand nombre d'exemples d'affections médullaires spécifiques. L'auteur fait suivre chaque observation de réflexions fort justes : c'est dans cet ouvrage que l'on trouve les documents les plus nombreux et le plus nettement groupés. Entre ces travaux et ceux qui ont paru récemment, nous trouvons un certain nombre d'observations qui sont insérées, soit dans des publications périodiques, soit dans les journaux.

Leubuscher et Hénoch communiquent à la Société médicale de Berlin deux cas de paraplégie dans la syphilis congénitale ; Wilks, Thomas Reade, Moore, Moxon, Passavent, Heubner rapportent des exemples de paraplégie spécifique. Bien qu'il existe un nombre relativement grand d'observations, celles qui ont été suivies de la vérification anatomique et de l'examen microscopique sont bien rares. C'est pourtant là un des points les plus importants de la question.

On avait, il est vrai, signalé depuis longtemps la présence d'exostoses ou de carie vertébrales comprimant la moelle et produisant la paraplégie ; mais les lésions propres des éléments nerveux n'avaient nullement été indiquées. L'examen histologique des altérations médullaires, dans la syphilis, n'a été fait que dans les dernières années, et encore les faits que l'on peut rassembler sont peu nombreux. Lancereaux, dans son Traité sur la syphilis, établit que la dure-mère rachidienne est plus souvent intéressée que les autres méninges, et que les lésions de la moelle sont le plus ordinairement constituées par la sclérose. Zambaco fait voir que, dans les quelques cas de myélites avec autopsie qu'il a pu recueillir, les troubles paraplégiques sont rarement produits par des exostoses, par des compressions médullaires, ainsi qu'on le croyait toujours auparavant, mais par des altérations spéciales de la moelle. Il indique alors le ramollissement de la substance nerveuse, sans donner d'examen histologique. En 1873, Charcot et Gombault font paraître, dans les Archives de physiologie, une étude sur un cas fort intéressant de myélite syphilitique, avec lésions disséminées des centres nerveux ; ils étudient les particularités cliniques et surtout les détails histologiques d'une façon beaucoup plus complète et plus précise qu'on ne l'avait fait jusqu'alors. Ils montrent que les altérations de la moelle sont variables suivant les points que l'on examine, et que les lésions abandonnent souvent un système de l'axe nerveux, pour se porter sur un autre plus ou moins voisin.

Moxon rapporte aussi un cas où, à l'examen histologique, il a trouvé les lésions disséminées et constituées surtout par la sclérose. En 1876, Homolle publie, dans le *Progrès médical*, un cas de méningo-myélite diffuse avec vérification microscopique qui permet de constater des altérations non systématisées, mais groupées principalement autour des vaisseaux. Il en est tout autrement dans un cas observé par Déjérine, qui a vu une atrophie musculaire très marquée se traduisant au microscope par une atrophie des cellules des cornes antérieures, sans aucune trace d'altération autour des vaisseaux. Mauriac, Tillot, Broadbent signalent quelques exemples de ramollissement de la moelle ; Potain, au contraire, a trouvé chez un fœtus de 6 mois, qui avait un foie syphilitique, une sclérose si prononcée de l'axe médullaire, que ce dernier était transformé en un cordon fibreux.

Comme on peut en juger, nous ne relevons dans les auteurs qu'un nombre minime de myélites systématisées, à moins qu'on admette, comme spécifique, l'ataxie locomotrice. Dans un mémoire paru en 1876, M. Fournier admet l'origine syphilitique du tabes dorsalis. Dans les traités de date récente, sur les maladies du système nerveux, on ne trouve que quelques mots sur la question des myélites syphilitiques. Rosenthal résume rapidement les faits qui ont été observés avant la publication de son ouvrage. Leyden, sans être beaucoup plus long, trace, des différentes formes des localisations spinales de la syphilis, un tableau fort exact dans lequel il montre les difficultés que présente cette étude. Pour lui, les affections syphilitiques de la moelle sont très rares, et il trouve qu'on rapporte trop souvent à la syphilis des lésions qui lui sont étrangères Quant à Grasset, il résume dans son livre les opinions des différents auteurs, et donne des indications bibliographiques fort nombreuses, mais sans se prononcer nettement et sans exprimer ses idées sur la question.

Enfin, il ne nous reste plus à citer que deux ouvrages, les plus importants qui aient paru sur les myélites syphilitiques : nous voulons parler de la thèse de Caizergues (Montpellier, 1878) et de celle de Julliard (Lyon, 1879). Avant de dire quelques mots de ces deux études, nous ne ferons que mentionner les thèses de Vialle, de Le Petit et de Vinache.

La thèse de Caizergues renferme des documents nombreux et un très grand nombre de faits ; l'auteur s'efforce de démontrer que la syphilis peut produire toutes les variétés de myélites : systématisées et diffuses, parenchymateuses et interstitielles ; mais bien qu'il fasse de nombreuses digressions dans le domaine de la pathologie générale, c'est à peine s'il discute la nature syphilitique des exemples qu'il rapporte ; il semble admettre *a priori* l'existence des myélites spécifiques. Julliard, au contraire, se demande, dès le début de son travail, si la moelle épinière peut être atteinte par la syphilis. On pourrait peut-être ajouter d'autres preuves à celles qu'il avance, mais, en somme, cette thèse, inspirée par M. Pierret, renferme un chapitre d'anatomie pathologique de la plus grande netteté.

Telle est, en quelques mots, l'histoire des myélites syphilitiques. Abordons maintenant le chapitre de l'étiologie.

ETIOLOGIE.

La première question qui doit se présenter à l'esprit, au commencement de cette étude, est la suivante : La syphilis peut-elle intéresser directement la moelle ? En d'autres termes : Y a-t-il des myélites véritablement spécifiques, reconnaissant pour cause unique la diathèse ?

Dans presque tous les travaux qui ont été entrepris sur les affections médullaires syphilitiques, cette partie du sujet est complètement laissée de côté ; on suppose toujours le problème résolu. En lisant les différents traités sur la syphilis ou les affections du système nerveux, on ne trouve nulle part discutée l'existence de cette variété de myélites. Zambaco pourtant, dans les premières pages de son mémoire, croit utile de donner un tableau d'ensemble de la syphilis ; il fait voir que tous les organes peuvent être atteints par la maladie et que, par conséquent, la moelle ne doit pas faire exception à la règle générale. Mais dans quelques cas, il a soin de faire des réserves et de mettre en doute la nature spécifique de la lésion. Pour Leyden, les exemples de localisation de la diathèse sur la moelle sont plus rares que beaucoup d'auteurs ne semblent le croire ; et, suivant lui, il y a bien peu de cas absolument authentiques. Aujourd'hui encore, le sujet est fort controversé et donne lieu à de nombreuses contestations ; il nous paraît donc important de l'aborder dès le début.

Comme nous le disions plus haut, Julliard est le seul qui discute sérieusement l'existence des myélites syphilitiques ; les raisons qui prouvent leur spécificité sont tirées, dit-il, « de la nature générale des lésions syphilitiques ; de la fréquence générale des antécédents spécifiques dans les affections médullaires ; de la valeur toute relative qu'il faut accorder aux périodes établies dans la vérole ; de la connaissance des lésions viscérales de la période secondaire ; de l'existence de certains troubles médullaires dans les phases initiales de la syphilis ; de certaines notions d'embryogénie ; de la physionomie spéciale des symptômes et des altérations morbides que présentent certaines myélites observées chez des syphilitiques ; enfin, de l'influence du traitement spécifique. »

Preuves tirées de la nature même de l'infection syphilitique. — Suivant nous, les preuves que l'on peut avancer en faveur de la nature spécifique de certaines myélites sont assez nombreuses, et peuvent se déduire de considérations fort diverses : d'abord, de la *nature même de l'infection syphilitique* qui, ainsi que toutes les maladies générales, impressionne plus ou moins profondément tous les organes. En effet, les manifestations de la vérole n'ont pas lieu seulement sur la peau et le tissu cellulaire, mais elles se font également sur les organes profonds.

La syphilis hépatique est actuellement bien connue, et peut se traduire, même à une époque fort voisine du début de l'affection, par un ictère plus ou moins persistant. Les néphrites précoces, qui sont souvent méconnues faute de l'examen des urines, ne sont pas non plus très rares. Enfin, les séreuses, les articulations, les différentes parties constituantes du globe oculaire, ne sont, on le sait, que trop souvent frappées par la vérole ; il en est de même du cerveau. Cela résulte des nombreux travaux entrepris depuis peu de temps sur la syphilis cérébrale, que personne ne saurait contester aujourd'hui. Or, quand nous voyons la diathèse atteindre tous les organes, les viscères aussi bien que les téguments, quand nous assistons journellement à tous les désordres qu'elle produit du côté du cerveau, quand nous savons que toute l'économie est infectée du même coup, pourquoi prétendre que la moelle seule se trouve exempte de toute manifestation spécifique ; pourquoi la substance médullaire jouirait-elle de cette immunité singulière ? Dans les différentes affections qui atteignent l'organisme tout entier, la moelle est fréquemment intéressée comme les autres organes ; personne ne lui conteste ce triste privilège. Tout le monde admet sans difficulté l'existence des paralysies saturnines, des paralysies diphthéritiques, qui offrent chacune, dans l'ensemble de leurs symptômes, quelque chose de spécial. Dans la goutte, dans le rhumatisme, la moelle n'est certainement pas à l'abri des manifestations diathésiques ; seulement, comme les troubles médullaires sont sous la dépendance de l'état général dont ils ne sont qu'une manifestation, ils conservent une allure et une marche ordinairement différentes de celles qu'ils ont dans d'autres maladies diathésiques. Vallin en citait (Société médicale des hôpitaux, 1878) quelques exemples, dans lesquels on voit des individus, qui avaient eu des antécédents rhumatismaux, être pris tout à coup d'une paraplégie et de paralysies erratiques, lesquelles cédaient tout à coup pour être suivies immédiatement d'accidents articulaires. On ne pourrait ici mettre en doute la nature rhumatismale de la paraplégie.

Dans la vérole, nous ne voyons pas les manifestations se faire avec cette acuité, les éruptions se produisent sans chaleur bien notable, sans démangeaison, sans douleur marquée, et ressemblent bien plutôt à celles de la scrofule. Aussi, les localisations de la diathèse sur la moelle ont un caractère tout différent de celui que l'on observe dans le rhumatisme spinal. Le plus souvent elles débutent lentement, sans fièvre bien vive, sans rachialgie aussi marquée, mais elles durent plus longtemps.

En effet, si la vérole est moins bruyante dans ses allures que le rhumatisme. ses coups sont plus profondément frappés, et les traces qu'elle laisse quelquefois indélébiles. Dans certaines circonstances pourtant, les myélites syphilitiques ont un début assez brusque; nous en citerons quelques exemples, mais ce sont là des faits assez rares, peu habituels, si ce n'est à une époque voisine de l'accident primitif. Ce caractère de la syphilis médullaire est en rapport avec la manière d'être commune de la diathèse, et ce n'est pas une raison, au contraire, pour refuser aux paraplégies qui apparaissent dans ces conditions, leur spécificité.

Pour nous résumer, nous dirons que l'on doit admettre les myélites syphilitiques, aussi bien que les myélites rhumatismales, goutteuses, saturnines, diphthéritiques, etc.

Preuves tirées de la coïncidence des myélites avec diverses manifestations syphilitiques. — Lorsqu'une paraplégie survient chez un syphilitique en même temps que d'autres manifestations de la diathèse, il est naturel de regarder cette paraplégie comme spécifique. Les exemples de cette nature sont fréquents; ils nous paraissent assez probants. En effet, quand on voit un individu dans la famille duquel il n'y a pas d'antécédents nerveux, un individu qui n'a jamais eu d'accidents rhumatismaux ou diathésiques quelconques, être atteint soit quelques mois, soit quelques années après l'apparition d'un chancre, d'une paraplégie concordant avec une éruption pustuleuse à caractère spécifique, et quelquefois avec d'autres manifestations, telles, par exemple, qu'une iritis, il est bien difficile de ne pas rapporter tous ces symptômes à une même cause, c'est-à-dire à la syphilis. Sur la peau, la lésion inscrit elle-même sa spécificité; aussi sa nature ne pourrait, le plus souvent, être mise en doute; sur la moelle, il en est tout autrement, mais est-ce une raison pour nier le caractère diathésique des paralysies qui apparaissent avec une éruption caractéristique?

Il n'est guère de médecins qui puissent mettre en doute la syphilis cérébrale, lorsque les troubles encéphaliques coïncident avec d'autres manifestations de la vérole, et qui n'attribuent au rhumatisme l'encéphalopathie survenant chez un malade atteint de douleurs articulaires; il serait donc illogique de ne pas rattacher à la syphilis la paraplégie qui apparaît en même temps que les manifestations syphilitiques.

Nous devons, dans ces conditions, pour nous conformer aux données de la clinique, réunir les différents phénomènes morbides qui apparaissent simultanément pour les mettre sous la dépendance d'une même cause.

Preuves tirées de la marche des myélites syphilitiques. — La syphilis imprime souvent à ses manifestations sur l'axe nerveux un cachet spécial. On ne pourrait, il est vrai, en considérant chaque symptôme de ces affections, arriver à en reconnaître la nature; mais leur groupement, leur association offrent un caractère et une physionomie qui quelquefois, peuvent mettre sur la voie du diagnostic en dehors même des anamnestiques. Ce sont, en effet, les oscillations que subissent habituellement les troubles nerveux, ces alternatives d'amélioration, d'aggravation qui leur sont particulières. Dans plusieurs observations, on pourra le voir, la paraplégie non seulement est survenue en même temps que des éruptions spécifiques, mais elle a disparu en même temps que ces dernières ; de tels faits sont fort concluants.

A la mobilité que l'on observe dans la marche des myélites syphilitiques, on peut ajouter la fréquence des récidives survenant à des intervalles plus ou moins éloignés. Nous notons cette particularité dans beaucoup des exemples que nous avons recueillis. La guérison avait été obtenue quelquefois d'une façon complète, puis, après quelques semaines, après un ou plusieurs mois, le malade se trouve repris de faiblesse des jambes, de paralysie de la vessie et de tous les symptômes qu'il avait ressentis au moment de la première atteinte de paraplégie.

Les causes qui peuvent déterminer ces récidives sont difficiles à saisir ; souvent on ne peut en trouver, et on doit voir dans ces faits une tendance particulière à cette variété de myélites. Car souvent l'affection récidive, alors même que le malade a pris toutes les précautions nécessaires et a continué son traitement avec la plus scrupuleuse exactitude.

Ceci nous conduit à l'examen des preuves tirées de l'influence du traitement spécifique.

Preuves tirées de l'influence du traitement spécifique. — Il est assez remarquable de voir certaines paraplégies survenues chez des syphilitiques disparaître très rapidement sous l'influence dun traitement spécifique, et notamment sous l'influence d'un traitement mixte. Aussi la plupart des auteurs trouvent que l'efficacité du traitement est une preuve incontestable de la spécificité de la lésion. Certains faits, il est vrai, sont assez probants ; ainsi, on observe des paraplégies qui avaient résisté à tous les traitements employés contre elle, et qui cèdent rapidement sous l'influence de la médication mercurielle et iodurée. Les exemples de cette nature sont assez nets mais peu nombreux.

De plus, il y a des cas, malheureusement trop fréquents, dans lesquels le traitement spécifique le plus énergique n'a aucune prise sur la paraplégie malgré sa nature manifestement diathésique. Nous reviendrons dans un instant sur ces faits.

Preuves tirées de quelques notions d'embryogénie. — Julliard, dans sa thèse, s'appuie sur les particularités que présente le développement de la moelle, pour montrer qu'il y a les analogies les plus étroites entre l'axe nerveux et les téguments. Il cite à ce propos quelques passages de l'article de Renaut (Dict. encycl., 2e série, t. XII), où l'auteur démontre que le tube central de la moelle épinière, qui va devenir l'origine du centre nerveux le plus important, n'est autre chose qu'une différenciation du feuillet externe du blastoderme, c'est-à-dire du tégument. Ces considérations font concevoir nettement les étroites connexions des centres nerveux et des téguments ; l'analogie d'origine entre le revêtement épithélial de la peau et la portion centrale du système nerveux fait comprendre l'influence exercée par ce dernier sur nombre de lésions cutanées, et la raison d'être de tumeurs très analogues qui se produisent souvent dans le tégument et dans l'épaisseur des centres nerveux. Nous avons cru qu'il n'était pas inutile de reproduire ces considérations, car, si la peau est très fréquemment, et, on peut le dire, presque constamment intéressée dans la syphilis, la moelle ne doit pas être à l'abri des atteintes de la diathèse.

Telles sont les preuves que l'on peut avancer en faveur des myélites syphilitiques. D'après ce que nous venons de dire, nous croyons leur existence suffisamment établie.

Les antécédents syphilitiques sont insuffisants pour permettre d'affirmer la nature syphilitique d'une myélite. — En tout cas, si nous avons défendu notre opinion avec conviction, qu'on ne croie pas que nous nous laissons aller à l'exagération d'attribuer à la syphilis la production de presque toutes les affections de la moelle. Nous avons simplement tenu à prouver la nature spécifique de certaines myélites, mais nous serons les premiers à mettre en doute cette influence diathésique dans bien des exemples.

La syphilis, en effet, n'exclut pas les autres diathèses ; un individu qui a été atteint de manifestations syphilitiques peut avoir toutes les affections qui surviennent chez un malade exempt de vérole.

Aussi, un homme qui a eu, dans un temps plus ou moins éloigné, un chancre suivi d'accidents secondaires peut être atteint de myélite sans que les trouble médullaires soient nécessairement dus à la syphilis ; comme tout autre il a le droit d'avoir une affection de la moelle, et si cette affection ne survient pas en même temps que des manifestations syphilitiques, et si elle ne présente pas les allures quelquefois spéciales que nous étudierons plus loin, on ne doit pas affirmer qu'elle est spécifique : c'est une myélite chez un syphilitique, et non une myélite syphilitique. Ce doute est encore plus justifié lorsqu'il s'agit d'un ataxique ; mais c'est une question que nous discuterons plus tard ; nous ne voulons pas anticiper.

Le traitement n'est pas une pierre de touche certaine. — On s'appuie le plus souvent pour prouver la nature syphilitique d'une paraplégie, sur l'influence que doit avoir le traitement anti-syphilitique.

Cette action de la médication-spécifique est quelquefois incontestable, mais on ne doit pas la regarder comme une preuve certaine de la spécificité de la lésion. En effet, nous pourrions citer beaucoup d'exemples dans lesquels la nature syphilitique de la myélite paraissait évidente sans que pour cela le traitement le plus énergique ait eu la moindre action. Nous avons observé une femme qui, plusieurs années après les accidents primitifs, fut atteinte d'une éruption pustulo-crustacée, à forme circinnée des plus caractéristiques, et en même temps d'une paraplégie à marche rapide. Ces accidents paralytiques se sont développés presque sous nos yeux, et malgré l'administration de 5 à 6 grammes d'iodure de potassium auxquels on joignait chaque jour des frictions mercurielles, il a été impossible d'arrêter la marche de la lésion ; la malade est morte au bout de deux mois environ. A l'hôpital Saint-Louis, nous avons également vu d'autres cas qui ont résisté à tout traitement, même institué dès le début.

Ce n'est donc pas parce qu'on intervient trop tard, alors que les éléments sont détruits, que la médication est impuissante ; c'est plutôt parce qu'il y a certaines variétés de myélites qui ne sont pas susceptibles du traitement. C'est un fait dont nous avons été frappés, et que nous tenons à établir : on peut beaucoup moins sur les affections médullaires spécifiques que sur les affections cérébrales de même nature.

A ce premier point, nous ajouterons le suivant : Certaines affections nullement syphilitiques guérissent sous l'influence du traitement anti-syphilitique ; on ne peut donc pas dire qu'une myélite est due à la vérole parce qu'elle a cédé à une médication spécifique.

Leyden insiste sur ce fait : « On a attaché, dit-il, une grande valeur diagnostique à l'efficacité du traitement mercuriel ou ioduré ; malheureusement, on ne tarda pas à se convaincre que les affections nerveuses manifestement syphilitiques résistent à ce traitement, et que, par contre, d'autres non syphilitiques guérissent sous son influence. »

Zambaco, antérieurement, avait fait les mêmes remarques, et il termine en disant qu'il ne serait pas rationnel de conclure à l'existence de la diathèse syphilitique par cela seul qu'un accident aura disparu sous l'influeuce de la médication hydrargyrique.

A quelle époque de la syphilis apparaissent les accidents médullaires? — D'après l'examen des observations, on peut dire que les accidents dont il est question peuvent se développer à tout âge de la diathèse, mais d'une façon fort inégale comme fréquence. En effet, il n'est pas commun de les voir débuter peu de temps après l'infection, et apparaître à une époque très éloignée des accidents primitifs.

Broadbent et Buzzard, dans leurs statistiques, fixent le maximum d'apparition à la cinquième année ; Jesperson à la quatrième année. Comme exception, Mauriac signale quelques faits où les troubles médullaires se sont montrés trois mois après l'accident primitif ; Heubner et Keyes les ont vu survenir six mois après le début de l'infection. En général, dit Caizergues, les myélites débutent de la deuxième à la dixième année.

Nous avons fait le relevé des cas que nous avons rassemblés; seulement nous n'avons pu établir notre statistique sur tous, car, dans un certain nombre d'observations, il n'est pas fait mention du temps qui s'est écoulé entre l'infection et le début des accidents médullaires.

Sur 74 cas, nous en trouvons 26 où le début a été observé entre six et huit mois, et 48 entre un an et vingt-cinq ans.

Ces derniers se répartissent comme il suit :

9 entre la première et la deuxième année.
16 entre deux et cinq ans.
9 de cinq à huit ans.
5 de dix à quinze ans.
9 de quinze à vingt-cinq ans.

D'où il résulte que le maximum de fréquence peut être fixé entre la deuxième et la huitième année après le début de l'infection, et d'une façon plus précise vers la quatrième ou la cinquième année. Cette époque d'apparition des troubles médullaires est en rapport avec celle qui a été indiquée par Fournier pour la syphilis cérébrale : « Les deux tiers des cas, dit-il, ont lieu de la troisième à la dixième année, de telle sorte que le maximum de fréquence des accidents cérébraux paraît contenue entre la troisième et la dixième année.

A quelle période de la syphilis ? — Une autre question qui n'est pas moins importante, est de chercher à quelle époque de la diathèse surviennent les myélites spécifiques.

Une statistique de Waldemar prouve que les troubles médullaires sont plus souvent des accidents de transition et surtout de la période tertiaire, que des accidents précoces. En effet sur 88 malades, 8 avaient encore des accidents secondaires; 10 n'en avaient plus depuis quelques mois; 22 depuis au moins deux ans ; 48 avaient eu successivement des accidents secondaires et tertiaires. Quant à nous, nous trouvons 26 cas de myélites coïncidant avec des accidents secondaires ; 9 survenant avec des accidents de transition, et 35 avec des accidents tertiaires.

Comme on le voit, le plus grand nombre des troubles médullaires se manifestent au moment de la période tertiaire; pourtant les faits de myélites survenant avec des accidents secondaires sont encore assez nombreux. Aussi quelques auteurs ont mis en doute leur spécificité, sous prétexte que les accidents viscéraux sont des accidents tout à fait tardifs et de la période tertiaire. Julliard, à ce propos, cite l'exemple de deux cas simultanés observés l'un au Midi par Ricord, l'autre par Trousseau. C'étaient deux jeunes gens en pleine période secondaire qui eurent une paraplégie rapidement progressive et fatale. A l'autopsie, on trouva une inflammation générale et du ramollissement de la moelle. Trousseau était disposé à considérer la syphilis comme cause de cette phlegmasie ; mais Ricord refusa de prononcer le mot de myélite syphilitique. Aujourd'hui des faits nombreux et parfaitement constatés, ont prouvé l'existence de lésions viscérales secondaires, à une époque voisine de l'accident primitif ; les troubles qu'on observe dans ces conditions, et les lésions qui les déterminent sont différentes des altérations qu'on trouve dans les périodes éloignées de la diathèse. Ils ont une marche plus aiguë, les lésions sont plus diffusées. Actuellement les hépatites et les néphrites précoces ont été quelquefois signalées. On ne conteste plus guère l'existence des lésions cérébrales de la période secondaire : les cas rapportés par Kuh qui a trouvé des lésions véritablement spécifiques, ceux de Fournier en sont des preuves assez nettes.

Lancereaux indique des exemples de cette nature, et selon lui les affections secondaires des centres nerveux se traduisent par des symptômes peu différents de ceux des phlegmasies subaiguës de ces centres.

Or si l'on admet les accidents cérébraux de la période secondaire, il n'y a pas de raison pour rejeter l'existence des myélites qui surviennent à cette époque de la diathèse, et pour leur refuser la spécificité.

Comme les autres manifestations viscérales de la période secondaire, les myélites qui surviennent à ce moment revêtent habituellement la forme diffuse, elles ont souvent un début assez brusque et une marche rapide. Tel est le cas de Déjérine où la lésion médullaire affecta la forme de paralysie ascendante aiguë.

C'est également à la période secondaire que surviennent ces troubles médullaires vagues, hâtifs, diffus et fugaces qui se traduisent sous des formes diverses de parésie, d'analgésie, d'anesthésies limitées, troubles sur lesquels a insisté Fournier.

Nous dirons donc que les myélites de la période tertiaire sont certainement les plus nombreuses, mais que celles qui surviennent de bonne heure avec les accidents secondaires sont moins rares qu'on ne le croit généralement.

Fréquence. — Ce que nous avons déjà dit nous dispense

d'insister sur la fréquence des myélites syphilitiques. Elles sont rares et moins fréquentes que les affections cérébrales de même nature.

Cependant l'attention des pathologistes a été, dans ces derniers temps, attirée sur cette étude, et aujourd'ui les exemples d'affections médullaires spécifiques sont plus nombreux qu'on ne le supposait autrefois.

CAUSES DÉTERMINANT L'APPEL DE LA SYPHILIS SUR LA MOELLE.

Influence des formes de la syphilis. — Notons d'abord que toutes les formes de la syphilis peuvent donner lieu aux accidents médullaires ; nous en trouvons des exemples dans les formes en apparence les plus bénignes et dans les formes les plus graves. Lancereaux prétend que les accidents secondaires rebelles et notamment *les plaques muqueuses persistantes ne sont jamais suivies d'accidents viscéraux.* Broadbent soutient que la bénignité des accidents secondaires n'est pas une garantie mais le contraire d'une garantie, et que les malades qui ont des lésions spinales sont ceux qui ont eu des éruptions légères. Jespersen se prononce dans le même sens : ce seraient les syphilis bénignes qui précéderaient le plus souvent la paralysie générale et ses formes cérébro-spinales. Au sujet de la syphilis cérébrale , Fournier exprime la même opinion. Pour lui ce ne serait pas les syphilis graves qui prédisposeraient le plus aux accidents médullaires, mais les syphilis moyennes ou bénignes. Caizergues est du même avis, et admet que les éruptions multiples et abondantes préservent des localisations spinales.

Une telle opinion semble évidemment bizarre ; car une maladie générale paraît avoir d'autant plus de puissance que ses manifestations sont plus nombreuses. Les accidents nerveux qui surviennent dans le cours d'une variole ou d'une scarlatine accompagnent presque toujours une éruption confluente ; et les suites que laissent après elles ces maladies sont d'autant plus sérieuses, que la poussée éruptive a été plus forte. Si l'on pense que la syphilis qui donne lieu à des éruptions multiples et abondantes, aura peu de gravité et donnera lieu à des accidents tardifs fort légers, il n'est pas logique de la traiter, et de s'efforcer par la médication de faire disparaître les manifestations cutanées. Il faudra suivre dans ce cas la conduite de certains médecins, et refuser de soigner la vérole ; on devra, ainsi que le prescrit une vieille croyance si répandue dans le public : *se bien garder de faire rentrer le mal qui sort.*

Ce sont peut-être de telles réflexions qui ont engagé M. Fournier à faire des restrictions à propos de la syphilis cérébrale. Car après avoir démontré par des chiffres vraiment significatifs la grande fréquence des troubles cérébraux suivant les accidents antérieurs légers, il ajoute : « Et cependant, en dépit de ces chiffres, je n'oserais me rallier complètement aux conclusions formulées par les médecins dont je viens de vous parler ; et je n'oserais déclarer comme eux, que les syphilis originairement bénignes sont celles qui prédisposent le plus particulièrement aux accidents cérébraux. Nous devons simplement nous borner à dire ce qui ressort des faits avec plus d'évidence que toute syphilis, bénigne, moyenne ou grave dans ses premières manifestations, peut être suivie d'accidents cérébraux, et que même à consulter les faits aujourd'hui contenus dans la science, ce sont les syphilis originellement moyennes ou bénignes qui paraissent fournir aux accidents de cet ordre le plus fort contingent. »

L'opinion contraire, dit Julliard, a rencontré beaucoup plus d'adhérents, et il semble absolument certain aujourd'hui que les accidents nerveux éclatent presque toujours dans le cours d'une syphilis dont les premiers accidents ont été très intenses.

Nous avons à ce propos examiné les faits que nous avons recueillis ; malheureusement il y en a beaucoup où l'on trouve simplement indiquée l'existence des accidents primitifs et secondaires, mais sans qu'on ait pris la peine de mentionner leur gravité, leur durée, leur ténacité. Nous avons donc été obligés de laisser de côté un certain nombre d'observations, pour ne prendre que celles où ces indications sont nettement établies. Sur 55 nous en avons trouvé 18 seulement où les accidents ont été légers, et 37 où les manifestations antérieures ont été sérieuses. Les cas de syphilis grave ne sont pas si rares que Vinache l'indique dans sa thèse. Ainsi dans une observation de Houttet la diathèse ne cessa de se manifester pendant les cinq années qui précédèrent la paraplégie ; le malade était atteint de boutons qui s'ulcéraient et creusaient profondément ; et même quand la paralysie survint la cuisse gauche fut rongée par un ulcère considérable et couverte de pustules de différentes couleurs. Il y avait en outre chez le malade des troubles notables de la vision. Vidal de Cassis rapporte un fait dans lequel les accidents médullaires ont été précédés de troubles oculaires graves, avec perte d'un œil, d'orchite, d'éruption pustuleuse, d'ulcérations profondes de la cuisse, et de taches purpuriques aux jambes. Deux malades observés par Zambaco eurent pendant deux ans et malgré le traitement, de nombreuses récidives de plaques muqueuses ; au bout de ces deux années survint une paraplégie. Le même auteur rapporte l'observation d'une femme qui eut à plusieurs reprises pendant huit ans des gommes qui apparurent successivement, aux hanches, aux fesses, sur la partie postérieure des cuisses, sur les jambes et sur les bras, puis une éruption constituée par du rupia : c'est après ces manifestations cutanées que survinrent les phénomènes paraplégiques. Dans un fait publié par Gallard, nous voyons que la syphilis s'est manifestée au début par des phénomènes extrêmement violents et rapides ; malgré cela, le malade ne fut pas à l'abri d'une paraplégie et d'accidents cérébraux graves. Nous trouvons dans les Annales de dermatologie un exemple de paraplégie grave terminée rapidement par la mort, et survenue après des accidents diathésiques très nombreux et très intenses, c'est-à-dire, après des éruptions cutanées multiples, après des maux de gorge persistants, après l'apparition de nombreuses tumeurs gommeuses et de larges plaques de syphilide pustulo-crustacée, et à la suite d'une épididymite.

Nous pourrions citer encore un certain nombre de faits analogues. Après la lecture des observations rapportées dans le cours de ce travail, on pourra conclure que ce ne sont pas les syphilis à manifestations fort légères qui déterminent le plus d'accidents médullaires, mais principalement celles qui ont une intensité moyenne, celles qui ont paru au début assez sérieuses, et assez tenaces.

Provenance et qualité du virus. — La provenance du virus et sa qualité ont-elles une influence sur la détermination localisatrice?

Ce sont des questions qu'il est à peu près impossible de ésoudre ; on ne peut le plus souvent remonter à la source de l'inoculation. De l'aveu de tous les auteurs, ces circonstances ne jouent aucun rôle dans les localisations diathésiques.

Le traitement spécifique a-t-il une influence sur la localisation spinale de la syphilis? — Plusieurs médecins, en effet, ont incriminé le mercure, et ont prétendu que la médication mercurielle n'était certainement pas sans influence sur la production des accidents médullaires. La localisation nerveuse, dit Stemberg, provient du traitement qui a été institué trop tôt ou trop tard, à l'aide de trop ou de trop peu de spécifiques. Jullien a des idées encore plus catégoriques à ce sujet : pour lui, ce n'est pas la médication mal faite qui doit être incriminée, mais le mercure. Sur 237 cas de syphilis qu'il a réunis, 59 n'ont pas été traités, et n'ont eu aucun accident nerveux ; 47 ont pris du mercure dès le début, 7 ont eu des accidents cérébro-spinaux ; 111 ont pris du mercure seulement dans le cours des accidents secondaires, 11 ont eu des lésions des centres nerveux.

Waldemar émet une opinion tout opposée ; pour lui, ce sont les syphilis non traitées ou soignées d'une façon insuffisante qui sont suivies de lésions viscérales, et par conséquent d'accidents nerveux.

Nous pensons que le traitement mercuriel ne doit en aucune façon être incriminé et n'a aucune part dans la production des accidents nerveux spécifiques. A ce propos Julliard fait une remarque fort juste : « L'absence de médication ne prouverait-elle pas plutôt chez les malades que leur syphilis était dès le début trop légère pour les engager à combattre ces manifestations ? Alors quoi d'étonnant s'ils n'ont pas eu d'accidents nerveux ? Aussi est-on en droit de penser qu'il faudrait des cas plus nombreux et des statistiques bien plus détaillées pour résoudre ce problème. »

Excès vénériens. — Les excitations de la moelle produites par le coït doivent certainement avoir une influence sur la localisation spinale de la diathèse. Car les manifestations d'une maladie générale se font toujours de préférence sur les organes en état de suractivité fonctionnelle. M. Fournier fait cette remarque à propos de la syphilis cérébrale, et montre que la diathèse a toujours de la tendance à se porter sur l'organe surmené, sur l'organe de résistance moindre. Les accidents cérébraux surviennent chez les syphilitiques qui surmènent leur cerveau, soit par des travaux assidus ou par des préoccupations et des inquiétudes prolongées, soit par des excès de boissons ou de coït.

Si de tels faits sont fréquents dans l'étiologie de la syphilis cérébrale, ne le sont-ils pas encore plus pour la moelle qui est bien plus directement excitée par le coït ? Peut-être la localisation si fréquente des myélites syphilitiques dans la région lombaire s'explique-t-elle par la présence du centre génito-spinal en ce point de l'axe nerveux. Nous trouvons cette cause notée dans plusieurs de nos observations.

Ainsi donc, suivant nous, les excès vénériens ont une influence sur le production des myélites syphylitiques. L'*alcoolisme* aussi est souvent constaté dans les antécédents des malades. Mais dans ces cas, on peut se demander si les paraplégies ne sont pas plutôt déterminées par l'alcoolisme que par la syphilis.

Emotions vives. — Les émotions violentes, les frayeurs peuvent avoir une certaine part dans la localisation spinale de la syphilis. Cette cause semble assez évidente dans une observation que nous publions plus loin. Il s'agit d'une femme syphilitique et ayant encore une éruption sur le corps, qui à la suite d'une frayeur brusque, est devenue paraplégique et guérit par le traitement spécifique.

Les *fatigues corporelles*, surtout celle de la marche, peuvent avoir une certaine action. Suivant Owen Rees les attaques de paraplégies syphilitiques surviennent après les grandes fatigues.

Causes prédisposantes pathologiques. — Certains auteurs pensent que la syphilis qui survient chez un rhumatisant ou un goutteux se portera plus facilement sur la moelle. Il en serait de même chez les syphilitiques qui ont dans leur famille des antécédents nerveux héréditaires. Mais dans de telles circonstances, il est bien difficile de faire la part qui revient à chaque diathèse dans la production des troubles médullaires.

Traumatisme. — Le traumatisme de la région vertébrale, les chutes, les coups violents qui s'accompagnent d'un ébranlement nerveux très intense sont-ils une cause d'appel de la syphilis sur la moelle ? Petit, dans sa thèse sur la syphilis dans ses rapports avec le traumatisme (Paris 1875), fait voir nettement l'influence qu'ont les contusions, les plaies sur l'apparition des phénomènes spécifiques cutanés, et même sur la production de certains troubles cérébraux. Il donne beaucoup de faits à l'appui de cette idée, qui lui a été inspirée par Verneuil. Mais nous ne trouvons aucun exemple ayant trait aux affections médullaires spécifiques. L'action du traumatisme, dit Vinache, peut même décider du siège préventif de la paraplégie : il cite à ce propos un cas de Moxon. Il s'agit d'un syphilitique qui se fractura la jambe gauche et chez lequel 7 ans après survint une paraplégie débutant à gauche.

Dans la grande majorité des observations que nous avons recueillies, la paraplégie apparaît sans cause violente, d'une façon en apparence toute spontanée : les malades sont surpris de ne pouvoir uriner, de perdre tout à coup leur faculté virile, et de se sentir faiblir des membres inférieurs. Pourtant il semble naturel d'accorder au traumatisme une certaine influence dans la localisation diathésique.

Age. — Lorsqu'on examine l'âge des malades atteints de myélite syphilitique, on constate que presque toujours l'affection survient à la période de la vie où les facultés viriles sont dans tout leur développement. Ce qui est dû sans doute au nombre bien plus grand des syphilitiques à cette époque de l'existence. Dreschfeldt et Buzzard s'accordent à admettre que les localisations nerveuses surviennent de 25 à 30 ans ; Caizergues de 25 à 35 ans, Broadbent de 30 à 40 ; Stemberg de 20 à 30. La moyenne que nous trouvons est identique à celle que donne Broadbent, car le relevé que nous avons fait donne les résultats suivants :

1 seul cas à 18 ans.
16 cas de 20 à 30.
32 cas de 30 à 40.
20 cas de 40 à 50.
10 cas de 50 à 60.
Et 1 seul cas au-esdsus de 60 ans.

Le maximum de fréquence se trouve donc manifestement entre 30 et 40.

Sexe. — On a fait jouer un rôle considérable au sexe ; la plupart des auteurs soutiennent que les paraplégies syphilitiques sont extrêmement rares chez les femmes. Waldemar sur 89 lésions nerveuses spécifiques n'en constate que 3 chez des femmes. Mais, comme on l'a fait remarquer, c'est une particularité qui n'est pas spéciale à la syphilis ; sur 150 cas de paraplégies, Brown-Séquard en trouva 110 chez l'homme et 40 chez la femme. En tout cas nous croyons qu'on a peut-être un peu trop accusé le sexe masculin, car nous trouvons un certain nombre de paraplégies syphilitiques concernant le sexe féminin. Julliard fait remarquer que les deux cas qui lui sont personnels ont été observés chez des femmes.

Froid, saisons, climats. — On a accordé également une assez grande importance au climat du Nord, au froid. En effet, la plupart des exemples et des travaux publiés sur le sujet qui nous accupe viennent de l'Angleterre, de l'Irlande, du Danemark, de l'Allemagne. Ce sont les faits de Moxon, de Broadbent, de Reade, de Gjor, de Jespersen, de Stemberg, et enfin les faits assez nombreux des auteurs français qui servent de base à ces études. Le froid provoque effectivement une inflammation de la moelle, indépendante de toute cause diathésique ; les exemples de paraplégies brusques survenues à la suite de coup de froid, d'immersion dans l'eau froide sont très fréquents. On comprend donc que cette cause ait une certaine action sur la production des myélites syphilitiques. Les auteurs qui, admettant la grande fréquence des accidents médullaires dans les cas où la syphilis a déterminé fort peu de manifestations cutanées, prétendent que le froid agit en entraînant la rétrocession des exanthèmes si fréquents dans les pays chauds. Seulement il y a ici une cause d'erreur; il ne faudrait pas toujours attribuer à la syphilis les myélites qui surviennent à la suite du froid chez un syphilitique; car celui-ci est aussi disposé que tout autre à contracter une myélite simple *a frigore*. Nous n'avons trouvé que bien peu de cas où cette cause *a frigore* ait été mentionnnée. Cependant Buzzard et Franck citent quelques exemples de cette nature. Nous ne disons rien de l'influence que peut avoir la race; nos documents sont absoluments muets à cet égard; Caizergue trouve un cas de paraplégie syphilitique chez un nègre; le fait est rapporté par Lorenzo-Hales.

FORMES SOUS LESQUELLES SE MANIFESTENT LE PLUS SOUVENT LES MYÉLITES SYPHILITIQUES.

Sans entrer dans l'étude de la symptomatologie, nous ne croyons pas inutile d'examiner ici quelles sont les formes habituelles que revêtent les myélites syphilitiques, et de chercher s'il n'y a pas lieu d'éliminer du cadre des localisations médullaires vraiment spécifiques, certaines formes de myélites dont la nature syphilitique a été l'objet de bien vives contestations.

Et d'abord, disons que les lésions de la moelle, déterminées par la syphilis, sont surtout des lésions chroniques diffuses, se manifestant dans l'immense majorité des cas sous forme de myélites transverses. Les formes subaiguës ne sont pas rares non plus, mais moins fréquentes que les précédentes ; elles surviennent habituellement comme manifestations assez précoces de la syphilis avec les accidents secondaires, prenant comme eux une marche assez rapide.

Les formes de myélites véritablement aiguës sont peu communes; on peut cependant en recueillir quelques exemples; ce sont, comme pour les autres variétés, des myélites transverses ou des myélites ascendantes aiguës; on a signalé deux cas de ces dernières, auxquels nous pouvons en ajouter un autre que nous avons observé tout dernièrement.

Des myélites dans la syphilis héréditaire. — Depuis que l'étude de la syphilis héréditaire a fait mieux connaître les causes de bien des affections du jeune âge, on a regardé comme spécifiques certains troubles nerveux qui surviennent chez les nouveau-nés. Sans voir la syphilis dans toutes les maladies de l'enfance, on peut regarder comme probablement spécifiques certains cas de myélites décrites chez de tout jeunes enfants.

Potain, le premier, a signalé un cas de lésions spinales chez l'enfant nouveau-né d'une femme syphilitique ; ce fœtus de 6 mois avait le foie manifestement syphilitique, et la moelle était transformée en un cordon fibreux dans lequel l'examen histologique n'a permis de découvrir que du tissu conjonctif, sans tubes nerveux, sans cellules nerveuses. Hénoch a présenté, à la Société médicale de Berlin, deux faits de paralysies syphilitiques chez des nouveau-nés. Dans le premier, il s'agit d'un enfant de 2 mois, présentant des symptômes bien nets de syphilis (éruption cutanée, coryza, adénites), chez lequel on constatait une paralysie des deux membres supérieurs ; le traitement spécifique fut administré et amena la guérison.

L'autre enfant, qui est donné comme exemple, avait de

la roséole, du coryza, des rhagades, en même temps qu'une paralysie des extrémités supérieures. Il guérit par le traitement, bien qu'il y eût une atrophie assez marquée des muscles. Dans ces faits, la nature syphilitique de la paralysie est probable, mais faut-il la donner comme certaine.

La syphilis peut-elle produire des myélites systématisées ? — On est amené à se poser cette question, car les symptômes des lésions médullaires spécifiques ont, pour caractère essentiel, l'irrégularité et la diffusion. Presque tous les auteurs sont d'accord sur ce point, et font voir que ce n'est pas le propre de la syphilis de suivre dans sa progression un arrangement structural. Les myélites systématisées doivent donc être fort rares dans la syphilis, et peuvent être mises en doute. Pourtant, quelques-unes d'entre elles sont généralement admises, bien que les exemples en soient rares, et les preuves anatomiques fort restreintes. Néanmoins ces faits, si rares qu'ils soient, doivent entrer en ligne de compte, et empêcher de rejeter complètement l'existence des myélites systématisées de nature syphilitique ; seulement, on pourrait peut-être avancer que les altérations localisées à tel ou tel système de la moelle ne sont point véritablement spécifiques, mais produites par des dégénérescences secondaires ascendantes, lesquelles seraient déterminées par des lésions spécifiques. Caizergues admet sans discussion l'existence de ce genre de myélites. Julliard émet l'opinion contraire : « Toutes les autopsies, dit-il, que j'ai réunies dans ce dernier groupe concernant les altérations de la moelle elle-même nous montraient des altérations éminemment diffuses. Cette unanimité, qui s'appuie sur un chiffre de 9 autopsies, est un des faits les mieux prouvés de la syphilis médullaire ; et elle suffirait à elle seule, à mon avis, à faire regarder comme de pures coïncidences les myélites systématisées que l'on a citées comme des exemples de myélites syphilitiques. »

De l'ataxie syphilitique. — Ceci nous amène à la discussion d'une question fort importante : Y a-t-il des ataxies véritablement spécifiques ? Un grand nombre d'auteurs admettent sans hésitation cette opinion. Greppo, Moore, Dreschfied citent des cas d'ataxie guéris par le traitement spécifique et ne mettent pas en doute la nature diathésique de l'affection qu'ils ont eue à combattre. Drysdale, à la Société médicale de Londres, s'est montré partisan de cette manière de voir. Pourtant, quelques-uns des membres présents lui ont fait observer qu'il était un peu trop fantaisiste d'attribuer tout à la vérole.

Pour M. Fournier, le tabes dorsalis est presque toujours de nature syphilitique. Si l'ataxie syphilitique n'a pas de symptômes propres, ce n'est pas, pour lui, une raison capable d'en faire refuser la spécificité ; car la paraplégie syphilitique admise par tout le monde, n'a pas de symptômes propres. On pourrait peut-être répondre que si les myélites syphilitiques n'ont pas de signe qui leur soit spécial, leur caractère général, l'ensemble de leurs symptômes, leur marche ont souvent quelques particularités qui les distinguent des altérations banales de la moelle : telles par exemple, la diffusion des lésions, leur apparition simultanée avec des manifestations cutanées de nature nettement spécifique. Car les cas de ce genre, seuls, doivent être donnés comme des exemples de paraplégie syphilitique. Or si nous passons en revue les cas que l'on donne comme preuve de la spécificité de l'ataxie, nous constatons qu'ils ont trait à des malades arrivés à une période très éloignée de leur syphilis, et qui n'ont plus depuis longtemps de manifestations diathésiques.

« L'absence de lésions propres à l'ataxie locomotrice syphilitique, dit M. Fournier, ne prouve rien contre sa spécificité. Un très grand nombre de lésions syphilitiques tertiaires aboutissent à la sclérose ; pourquoi donc vouloir que, dans la moelle, la syphilis prenne une forme différente de celle qu'elle revêt fréquemment en d'autres sièges ? Pourquoi vouloir qu'elle fasse, dans les cordons postérieurs médullaires, autre chose que ce qu'elle a coutume de faire ailleurs ? »

Cette remarque est très juste ; mais ce n'est pas parce que l'ataxie a pour caractère anatomique des altérations scléreuses qu'on lui conteste sa spécificité : c'est à cause de sa localisation à ces cordons seuls. On ne comprend pas pourquoi une altération dans l'ataxie spécifique resterait bornée à un seul système médullaire, en un mot, se systématiserait, sans intéresser en aucune façon les parties voisines de la moelle.

Quant aux preuves tirées de la grande fréquence des antécédents syphilitiques chez les ataxiques, elles ont certainement de la valeur ; cependant les moyennes qui ont été établies sont bien loin d'être toutes aussi élevées que certains auteurs l'ont constaté. Ainsi, Topinard indique que sur 270 cas de syphilis du système nerveux, 4 seulement correspondent à l'ataxie. Chez presque toutes les ataxiques que nous avons observées à la Salpêtrière, lorsque nous étions externe dans le service de M. Charcot, nous n'avons pas trouvé d'antécédents syphilitiques ; c'étaient le plus souvent le froid, l'humidité, les rhumatismes antérieurs qu'il fallait incriminer.

Ce sont là, bien plutôt que la syphilis, les véritables causes de l'ataxie. Du reste, les exemples d'ataxie sont fréquents, ceux de syphilis ne le sont pas moins ; il n'est donc pas étonnant, que l'on puisse trouver souvent réunies ces deux affections ; un syphilitique n'est pas moins disposé qu'un autre à devenir ataxique. Rosenthal, dans l'étude étiologique de l'ataxie, ne mentionne même pas la syphilis ; mais il insiste sur l'influence de l'hérédité et du froid.

Les objections faites aux auteurs qui nient la spécificité de l'ataxie, et tirées de l'efficacité dans quelques cas du traitement antisyphilitique, n'ont pas une valeur incontestable. En effet, nous l'avons déjà établi plus haut, le traitement n'est pas une pierre de touche certaine, et souvent cette efficacité ne serait qu'apparente ; on aurait pris pour guérison de simples rémissions si fréquentes chez les ataxiques.

M. Cornil ne croit pas à la nature syphilitique de l'ataxie ; c'est ainsi qu'il s'exprime dans son dernier ouvrage : « La syphilis se retrouve, suivant M. Fournier, dans les deux tiers des cas des ataxies ; mais il s'agit là de l'ataxie locomotrice commune. Par conséquent, la syphilis n'a modifié ni les symptômes, ni les lésions de la maladie en question. Elle ne pouvait tout au plus être considérée que comme une cause prédisposante éloignée de l'ataxie. Le désordre du mouvement ne serait pas une maladie syphilitique, car lorsqu'on a affaire à des maladies directement causées par la syphilis, celle-ci leur imprime toujours son cachet anatomique, et il n'en est rien dans l'ataxie : là, en effet, on ne trouve ni inflammation productive spéciale, ni gomme ; l'ataxie, avec antécédents syphilitiques, est la même anatomiquement que celle qui atteint les sujets vierges de la syphilis. Nous ne pouvons, par conséquent, pas admettre là l'action directe du virus. »

Leyden dit qu'il ne fait que signaler en passant la dégénérescence des cordons postérieurs comme ayant été rapportée à la syphilis : « Car si quelques autteurs ont prétendu qu'elle peut parfaitement avoir une origine syphilitique, d'autres plus nombreux ont repoussé cette manière de voir.

Les phénomènes tabétiques chez les syphilitiques sont peut-être quelquefois consécutifs à une lésion primitivement spécifique, laquelle a donné lieu à une dégénérescence ascendante dans les cordons postérieurs, et par conséquent à de l'ataxie. Or, ces altérations ne sont pas syphilitiques, mais consécutives à une lésion syphilitique.

Cependant nous ne voulons pas être trop absolu et nier la possibilité d'ataxies véritablement spécifiques ; mais nous les regardons comme exceptionnelles.

Jullien pense que l'examen de certains faits cliniques doit faire admettre l'existence de l'ataxie syphilitique ; voici ce qu'il écrit : « *A priori*, nous pouvons affirmer que cette lésion si exactement localisée non pas à une région, mais à un élément du névraxe, cette lésion systématique, n'offre point les caractères auxquels se reconnaît habituellement le syphilome. Ce néoplasme, naissant dans la trame conjonctive des organes, n'a guère pour habitude de limiter aussi nettement ses ravages. Sa progression n'est que fort peu influencée par les nuances anatomiques, et nous comprendrions mal, pour notre part, quelle barrière mettrait obstacle à son extension vers les cordons antérieurs. D'autre part, les auteurs qui croient à l'ataxie locomotrice spécifique n'apportent aucun argument à l'appui de leur idée. En nous plaçant sur le terrain de l'anatomie pathologique, nous nous croirions donc autorisés à mettre en doute l'influence directe de la vérole dans l'étiologie du tabes dorsalis. Toutefois, l'examen des faits cliniques nous amène à de tout autres conclusions. Souhaitons donc que de nouveaux travaux viennent éclairer le problème, et suspendons momentanément notre jugement. »

Pour résumer, nous dirons que les cas d'ataxie syphilitique ne sont pas prouvés, ou sont excessivement rares; que dans les cas où le tabes dorsalis reconnaît pour cause la syphilis, on doit observer une certaine diffusion des lésions et une tendance à l'envahissement des systèmes médullaires voisins; enfin que, dans certaines circonstances, on pourrait expliquer les phénomènes d'ataxie par une dégénérescence des cordons postérieurs, produite par une lésion syphilitique.

Si nous nous sommes longuement étendus sur cette question, c'est pour ne plus y revenir, puisque l'ataxie spécifique n'a qu'une part tout à fait exceptionnelle dans les myélites syphilitiques.

ANATOMIE PATHOLOGIQUE.

Cette partie de l'étude des myélites syphilitiques est difficile, car le nombre des observations avec autopsie est bien restreint et les examens histologiques peu nombreux.

Nous ne devrions étudier ici que les lésions syphilitiques primitives, c'est-à-dire celles qui n'intéressent que la moelle seule; cependant, comme les altérations osseuses, et notamment les exostoses, ont ét prises pendant longtemps pour la cause unique des paraplégies syphilitiques, nous croyons devoir en dire quelques mots. Ce sont là certainement de simples myélites par compression, n'ayant elles-mêmes aucune spécificité ; nous passerons donc rapidement sur l'étude anatomo-pathologique des altérations osseuses pour nous occuper spécialement des lésions de la moelle.

Exostoses. — La théorie des paraplégies syphilitiques par exostoses a été pendant longtemps la seule admise. Sandras, dans une publication insérée dans la *Gazette des hôpitaux* (7 juillet 1852), insiste sur la paraplégie par exostose du canal vertébral ; il préconise le traitement énergique institué dès le début, avant que les altérations ne soient irréparables, et il mentionne un cas où à l'autopsie il trouva une exostose avec ramollissement de la moelle. Vidal de Cassis rapporte un fait analogue chez un malade arrivé à la période tertiaire de la syphilis. Mais comme dans ce cas il n'y a pas eu de vérification anatomique, nous n'ajouterons qu'une médiocre confiance à la cause de la paraplégie. Dans son Traité, Lagneau dit que les accidents syphilitiques médullaires sont généralement attribués à des exostoses de la surface interne des vertèbres, mais que pourtant plusieurs auteurs, et Rogetta entre autres, nient l'existence de cette cause. Pour Ladreit de Lacharrière, les lésions que l'on constate dans les paraplégies syphilitiques sont le plus souvent constituées par des altérations osseuses. Cependant, aujourd'hui, on regarde ces lésions comme beaucoup plus rares ; Zambaco émet déjà cette opinion et fait voir que dans certaines observations qu'on a rapportées comme des exemples d'exostoses vertébrales syphilitiques, rien ne permet de soupçonner des altérations osseuses plutôt que des lésions médullaires. Pourtant, on ne saurait nier quelques exemples, fort rares, du reste, de troubles médullaires causés par des exostoses ; on en possède quelques observations : Cloquet et Bérard ont trouvé chez une paraplégique une exostose des lames de la dixième vertèbre dorsale. C'était une tumeur compacte du volume d'une balle, oblitérant le canal vertébral, et comprimant à un tel point la partie correspondante de la moelle, que celle-ci était en quelque sorte réduite à de simples membranes.

On trouve dans Minich (de Padoue) une observation analogue ; l'exostose siégeait sur la seconde vertèbre dorsale. Leprestre observa un malade qui se plaignait d'une vive douleur dans les muscles de la région cervicale postérieure, et présentait une destruction du voile du palais, et une ulcération pharyngienne. A l'autopsie il trouva une tumeur de la grosseur d'une noisette située sur la ligne médiane du corps de la troisième vertèbre cervicale qui était cariée et perforée de telle sorte que l'arrière-bouche communiquait avec la cavité rachidienne.

Portal, chez un syphilitique qui avait été atteint de paraplégie avec convulsions et crampes fort pénibles, trouva des exostoses multiples avec carie du rachis. Brown-Séquard, dans ses leçons sur les paraplégies, rapporte un cas dans lequel le malade était atteint de plusieurs tumeurs du périoste de nature syphilitique qui étaient apparues l'une après l'autre sur la tête et la face. A leur disparition cet homme fut frappé de paraplégie, causée sans doute par une tumeur de même nature, comprimant le côté droit de la moelle, et produisant la paraplégie du membre inférieur de ce côté et l'anesthésie du membre inférieur gauche.

Ces exemples nous semblent amplement suffisants, d'autant plus que ce genre d'altération médullaire consécutive ne rentre pas complètement dans notre sujet.

Lésions de la moelle. — Voyons donc quelles sont les altérations que la syphilis produit dans l'axe médullaire; recherchons si ces lésions offrent un caractère spécial différent des troubles produits par les inflammations banales du névraxe ; et c'est après avoir déterminé les caractères anatomiques des myélites syphilitiques que nous pourrons les comparer avec ceux que présente la syphilis cérébrale. Etudions d'abord les lésions des méninges.

Fréquence des lésions méningées. Leur caractère. — Les méninges sont très fréquemment intéressées dans la syphilis médullaire, et cette fréquence indiquée du reste par presque tous les auteurs, est une des particularités des myélites spécifiques. Lancereaux indique les lésions méningées qui intéresseraient plus particulièrement la dure-mère spinale. « S'il est, dit Julliard, un fait acquis dans l'histoire des localisations spinales de la syphilis, c'est assurément la participation fréquente des méninges au processus morbide, soit que le processus ne frappe qu'elles seules, soit que leurs altérations coïncident avec celles du cordon nerveux. »D'après Grasset les néoformations syphilitiques se développent de préférence à la périphérie de la moelle, et entraînent la jonction et l'adhérence des trois méninges avec la substance médullaire. Quant à l'opinion de Jullien, qui ne croit pas à l'existence primitive des lésions méningées, mais à leur formation consécutive à des exostoses, nous ne la trouvons pas exacte. Dans la plupart des faits que nous avons observés, et dans ceux que nous avons recueillis, nous trouvons cette altération des méninges.

Quant à la nature du processus morbide qui se fait dans les méninges, il est variable. Souvent ce sont de simples congestions avec quelques exsudations et adhérences insignifiantes; quelquefois des hyperplasies aboutissant à l'exsudation scléreuse ou gommeuse, et s'accompagnant d'une adhérence très prononcée des méninges entre elles et avec la moelle. Lancereaux, dans son livre sur la syphilis, décrit ainsi qu'il suit les altérations méningées : « Un épaississement plus ou moins considérable des méninges avec adhérence fréquente aux parties voisines, des dépôts gommeux situés sur la surface interne ou externe de ces membranes, telles sont les altérations des enveloppes spinales. » Pour Rosenthal, les lésions des méninges sont absolument semblables à ce que nous venons de décrire, et il indique également l'existence des syphilomes nés sur la dure-mère spinale; à ce propos, il rapporte l'observation suivante :

Obs. I. — (Rosenthal.)

Une ouvrière avait souffert, au commencement de janvier 1865, de névralgies dans le jambes, suivies d'une paralysie rapide du mouvement. A l'automne, la malade est anémique, paraplégiée ; les membres inférieurs sont paralysés et très amaigris avec anesthésie, analgésie, diminution des contractions électro-musculaires (extenseur surtout). Vers la fin de l'année la malade meurt avec de la cystite et des lésions de décubitus.

l'autopsie on trouve, au centre du pariétal gauche, une gomme grosse comme une noisette, dont la surface libre repousse la dure-mère. Une deuxième gomme, de l'épaisseur du doigt, longue de 3 centimètres, part de la dure-mère spinale et comprime la moelle à gauche de la deuxième à la cinquième vertèbre cervicale. On trouve en outre une cicatrice d'ulcère syphilitique du vagin et une dégénérescence brightique des reins.

Cette femme, en 1860, avait eu des ulcérations vaginales, et d'autres manifestations syphilitiques en 1863.

Ces faits de gommes dans les méninges sont certainement rares, on peut cependant en trouver encore quelques exemples. Zambaco en rapporte une observation fort intéressante, complétée de l'examen histologique fait par Ch. Robin. Nous rapportons ici cette observation.

Obs. II. — (Zambaco, obs. XXXIV.)

Paraplégie-sciatique, paralysie du nerf mentonnier. — Nombreuses tumeurs syphilitiques. — Cachexie. — Mort malgré la médication spécifique. — Autopsie.

X..., âgé de 25 ans, entre au mois d'avril 1855, dans le service de Rostan, à l'Hôtel-Dieu. En 1850, chancre induré du frein qui persista longtemps. Fut alors soumis au traitement mercuriel pendant deux mois. Pas d'accidents à ce moment du côté de la peau ni des muqueuses, mais en même temps deux exostoses commencent à poindre, l'une à la partie antérieure du sternum, l'autre à la partie horizontale du maxillaire inférieur. Il entra dans le service de M. Hérard, à Saint-Antoine, qui le soumit, sans succès, à l'iodure de potassium. Lorsqu'il entra à l'Hôtel-Dieu, il offrait une maigreur squelettique, et les attributs de la cachexie la plus avancée; la partie inférieure du tronc ne présente qu'une sensibilité très obtuse au contact et aux piqûres ; les membres inférieurs ne peuvent porter le corps : le malade ne peut les déplacer qu'avec les plus grandes difficultés. Douleurs ostéocopes très violentes dans les membres inférieurs, douleur de sciatique gauche incessante ; au tiers supérieur du sternum, périostose avec rougeur de la peau ; gomme ulcérée au sein droit ; sur le maxillaire inférieur à gauche et à 1 centimètre de la symphyse, tumeur formée par une périostite avec dépôts plastiques. Le nerf mentonnier, sans doute comprimé, cesse d'animer la moitié gauche de la langue qui a perdu sa sensibilité tactile. Six tumeurs gommeuses sont disséminées le long du rachis ; elles sont grosses comme un pois. Le traitement par le mercure et l'iodure de potassium ne produit aucune amélioration et la cachexie va s'aggravant chaque jour ; le malade succombe dans le marasme.

Autopsie. — Dans le canal vertébral, au niveau de la moitié inférieure de la région dorsale de la moelle et dans toute l'étendue de la région lombaire, existe un épanchement gélatineux, de consistance gommeuse, qui comprime la moelle. Dans la fesse gauche, au-dessous des muscles on trouve une tumeur du volume d'une noix, comprimant le nerf sciatique. Toutes ces tumeurs, ainsi que l'épanchement intrarachidien étaient constituées par le tissu propre des gommes. (L'examen en a été fait par Ch. Robin.)

Petit rapporte aussi un cas de gomme méningée; nous donnerons cette observation dans le chapitre suivant. Bornons-nous à indiquer que dans ce cas les lésions siégeaient au niveau de la queue de cheval et étaient constituées par de petites tumeurs dont les plus petites avaient le volume d'un grain de millet, les plus grosses celui d'une petite noix. Westphal signale également un cas analogue que nous rapportons sommairement.

Obs. III — (Westphal.)

Paraplégie subaiguë chez une femme arrivée à la période tertiaire de la syphilis. La moelle est normale. Au niveau du premier trou sacré gauche antérieur, on trouve une plaque de tissu conjonctif épaissi, oblitérant le trou sacré avec carie superficielle de l'os au voisinage. En ouvrant le canal sacré par la paroi postérieure, on constate qu'il est en partie rempli par une masse en partie gommeuse, en partie hémorrhagique qui envahit la dure-mère et englobe les racines nerveuses. La dure-mère est encore reconnaissable, mais épaissie, et entourée de tissu conjonctif hyperhémié et parsemé de tumeurs gommeuses.

Ce sont là les seules observations de gommes des méninges que nous ayons pu recueillir ; les exemples de méningite spécifique avec exsudation plastique sont plus nombreuses. Mollière indique manifestement l'hyperémie des méninges et de la moelle dans toute son épaisseur à propos d'un cas de myélite aiguë.

Winge rapporte un cas de paraplégie subaiguë chez un malade atteint de syphilis tertiaire ; la dure-mère, dans ce fait était soudée à l'arachnoïde par une fausse membrane qui avait une épaisseur aussi grande que la dure-mère ; en même temps on constatait des altérations de la moelle.

Dans un cas signalé par Bruberger et cité par Julliard, on trouva à l'autopsie une méningite de la moelle cervicale ; les enveloppes réunies entre elles, formaient une membrane épaisse, adhérant solidement à la moelle et légèrement à la paroi interne du canal rachidien. De plus on constatait une atrophie de la substance grise (à l'œil nu) et une dilatation du canal central.

Le Petit rapporte un fait où l'on trouva les méninges très congestionnées au niveau de la queue de cheval et très adhérentes à la moelle, laquelle était ramollie.

Les exemples de cette nature sont plus fréquents que ceux de gommes méningées ; nous venons d'en constater un tout dernièrement ; l'arachnoïde et la pie-mère étaient considérablement épaissies, couvertes de plaques blanchâtres formées par un exsudat abondant, et adhérent très intimement à la substance médullaire.

Dans beaucoup de cas, ainsi que le dit Julliard, les lésions méningées échappent à l'œil nu ; si l'examen histologique avait été pratiqué plus souvent, on verrait qu'elles existent presque toujours.

Nous n'insistons pas, et nous passons rapidement à l'étude des altérations du parenchyme médullaire.

Lésions de la moelle elle-même. — Hughling-Jackson prétend *que la syphilis ne peut pas affecter primitivement les éléments nerveux,* parce que ceux-ci dépendent de l'ectoderme, et que la diathèse se limite au tissu conjonctif, c'est-à-dire au feuillet moyen. On peut contester cette opinion qui repose sur des faits plus qu'incertains; d'abord la vérole ne limite pas ses ravages au feuillet moyen, et, sans avoir autant d'affinité pour les épithéliums que pour le tissu conjonctif, elle ne les laisse pas indemnes.

Pourquoi donc n'envahirait-elle pas les cellules nerveuses comme les cellules épithéliales? De plus, s'il est vrai que l'ectoderme contribue à former une partie de la moelle, il semble prouvé que cet ectoderme ne formerait que l'épithélium du canal épendymaire, et que tous les éléments nerveux seraient formés directement par le feuillet moyen au même titre que le tissu conjonctif.

Quel est le siège le plus fréquent des myélites syphilitiques? — Dans le plus grand nombre des observations, nous voyons les lésions siéger vers la partie inférieure de la moelle, et principalement à la région lombaire. C'est le plus ordinairement au niveau du renflement lombaire que l'on trouve la moelle ramollie, et cela dans une étendue plus ou moins considérable.

Nature des lésions. — « Les désordres anatomiques engendrés par la syphilis au sein même du cordon médullaire se présentent sous l'une des deux formes, diffuse ou circonscrite. Dans la première variété, la moelle est indurée ou ramollie, l'épendyme est épaissi; des éléments nouveaux de tissu conjonctif, avec ou sans corpuscules amyloïdes, se développent entre les éléments nerveux qui peuvent être consécutivement lésés ou détruits. C'est par conséquent une véritable sclérose. Quant à la forme circonscrite, elle est caractérisée par la tumeur gommeuse. » (Lancereaux.) Rosenthal ne consacre que quelques lignes aux altérations constatées dans les myélites spécifiques : « On a vu, dit-il, du côté du parenchyme spinal, des tumeurs gommeuses, une sclérose partielle des cordons postérieurs et latéraux, une atrophie de la substance grise, une atrophie partielle avec sclérose des cornes et une déformation des cellules nerveuses. Grasset indique que la syphilis peut développer tous les genres de myélites diffuses, aboutissant soit à la sclérose, soit au ramollissement, et mentionne aussi l'existence moins fréquente de myélites systématisées. Quant aux myélites aiguës, Caizergue est le seul qui les indique. Ainsi donc la syphilis médullaire se traduit sous forme de myélites aiguës, subaiguës ou chroniques, myélites le plus souvent diffuses, aboutissant soit à la sclérose, soit au ramollissement; quelquefois circonscrites et formées par des gommes, très rarement systématisées.

Les myélites diffuses aiguës ont pour lésion macroscopique le ramollissement. D'après Caizergue ce ramollissement serait superficiel quand il s'agit d'une syphilis secondaire, et s'accompagnerait d'une méningite concomitante ; l'inflammation, au contraire, serait profonde lorsque la myélite survient dans le cours d'une vérole avancée. Nous n'avons pas remarqué cette particularité. Dans les cas de myélites diffuses aiguës, d'après Caizergue, le microscope montre une congestion intense, surtout de la substance grise qui est plus vasculaire qu'à l'état normal ; le réticulum de la névroglie éprouve un retour à l'état embryonnaire.

Si ces éléments ne sont pas résorbés, ou bien ils dégénèrent, c'est le ramollissement gris, ou bien ils passent à l'état adulte et constituent des foyers scléreux qui entraînent des oblitérations vasculaires, et interceptent les courants nourriciers. La myélite chronique est alors constituée. Nous verrons plus loin si on peut expliquer la destruction des éléments nerveux par les altérations vasculaires.

Dans les myélites diffuses chroniques, c'est également le ramollissement de la substance médullaire que l'on constate le plus souvent, ainsi qu'on peut le vérifier dans presque toutes les observations que nous rapportons plus loin. Souvent, on peut le dire, on trouve en même temps quelques parties sclérosées. La sclérose a été nettement prouvée par le fait de M. Potain, que nous transcrivons ici :

Obs. IV. — (Lancereaux).

Vers le mois de février, entre à l'Hôtel-Dieu, salle Saint-Antoine, une femme enceinte de cinq mois, qui se plaignait de gastralgie, de douleurs de tète violentes, et qui avait tous les signes d'une profonde chloro-anémie. Comme la céphalalgie persistait à se faire sentir surtout la nuit, M. Potain songea à l'existence d'une syphilis. Effectivement il trouvait les ganglions cervicaux tuméfiés et non douloureux, des pléiades ganglionnaires inguinales, et plusieurs papules muqueuses à la marge de l'anus. Un traitement mercuriel modéré fut alors commencé, et les douleurs de tête diminuèrent.

Un mois après son entrée à l'hôpital, la malade accouchait sans accident de deux jumelles, non à terme, qui vécurent trois jours, et chez lesquelles on ne put constater pendant la vie aucune marque de syphilis.

L'*autopsie* montra chez les deux fœtus l'altération spéciale du foie décrite par Gubler, mais dans une très petite étendue. Rien de notable dans les autres viscères thoraciques ou abdominaux. Les cerveaux ne parurent pas altérés ; ils offraient la consistance molle habituelle à cet âge. La moelle de l'un des deux fœtus paraissait aussi être à l'état normal, on reconnaissait très bien sur sa coupe les sillons et les cornes grises. Le microscope y montra des tubes nerveux très nets. La moelle de l'autre fœtus, au contraire, était dans toute sa longueur diminuée de volume, dure, sans trace de division entre les substances, et tout à fait semblable à un cordon fibreux, sauf la coloration qui était d'un gris rougeâtre. Au microscope, M. Potain ne put découvrir ni cellule nerveuse ni presque aucun tube nerveux distinct. Toute la moelle semblait formée par du tissu conjonctif condensé, feutré et entremêlé d'une substance granuleuse abondante. L'examen des deux moelles fut fait simultanément, et la différence considérable de structure qui existait entre elles deux ne peut laisser aucun doute.

Gommes médullaires. — C'est la forme la plus rare que présente la syphilis médullaire ; on n'en possède que bien peu d'exemples. Ces gommes se développent soit à la périphérie de l'organe, déterminant alors l'adhérence des méninges avec le tissu médullaire, soit au centre du névraxe, ainsi que Wagner en a rapporté un cas. Le tissu nouveau se présente tantôt sous forme de tumeur circonscrite, tantôt sous forme d'infiltration, de gélatine d'un gris rougeâtre, ou de masse sèche caséeuse. Zambaco cite un cas de production gommeuse annulaire autour de la partie inférieure de la moelle dorsale, comprimant le tissu médullaire.

On a signalé aussi un cas de gommes multiples et disséminées.

Obs. (Personnelle.)

Nous avons observé dernièrement un cas de gomme de la moelle chez une femme de 50 ans, qui était syphilitique depuis cinq ans, et qui portait encore des cicatrices caractéristiques de l'affection. Cette femme, dont nous donnerons plus loin l'observation, fut emportée en quinze jours par une myélite ascendante aiguë, rebelle à la médication la plus énergique.

A l'autopsie, nous trouvions les méninges, surtout l'arachnoïde et la pie-mère, épaissies, infiltrées d'un exsudat louche, surtout au niveau de la région dorsale et lombaire, et très adhérentes à la moelle. Celle-ci était augmentée de consistance, ferme à la coupe, et rouge vers la région lombaire. A ce niveau, ou plutôt à la partie inférieure de la région dorsale sur la partie droite, nous constations l'existence d'une gomme des plus nette, grosse comme un pois, située superficiellement, mais pénétrant à quelques millimètres dans la substance médullaires. Cette tumeur avait une forme très arrondie et une consistance très molle, bien plus molle que celle de la substance médullaire. Au microscope, dans toute la hauteur de la moelle, on trouvait un épanchement considérable de la tunique des artérioles, dont le canal était singulièrement rétréci. Plusieurs des cellules des cornes antérieures étaient atrophiées. Peu de prolifération conjonctive de la névroglie.

Dans les auteurs, nous avons pu trouver cinq cas de gommes médullaires. A cause de leur rareté nous les rapportons ici.

Obs. V. — (Mac-Dowell, 1861).

Homme de 24 ans, offrant les signes évidents d'une syphilis qui reremonte à dix-huit mois (cicatrice au gland, restes d'iritis, testicule syphilitique).

Paraplégie qui évolue en deux mois.

Autopsie. Les membranes spinales sont parfaitement saines ; rien d'anormal à la surface de la moelle elle-même : au toucher, la région dorsale est évidemment diminuée de consistance. Une section verticale de la moelle montre des altérations plus remarquables. Dans la partie centrale de la région dorsale, mais s'étendant beaucoup plus à droite de la ligne médiane, on trouve une tumeur jaunâtre, parfaitement sphérique, unie à la surface et à la coupe, offrant une consistance fibro-gélatineuse, et le volume d'un haricot. Aux environs, la substance médullaire est ramollie et plus vasculaire que de coutume. Dans le centre d'une de ces aires vasculaires, on remarque un petit point jaune, qui paraît être comme une miniature de la grande tumeur. Pas traces de tubercules dans le poumon, ni dans le foie. Malheureusement on n'a pas examiné le testicule.

Obs. VI. — (Wagner).

Dans ce cas, on trouve une tumeur du volume et de la forme d'une noisette, offrant une coloration blanc bleuâtre, avec noyau jaunâtre, et occupant le centre de la moitié gauche de la moelle allongée. Une autre tumeur, du volume d'une noix, offrant à la coupe un aspect lardacé, siégeait en même temps dans l'hémisphère gauche du cervelet. Le foie adhérait partout aux organes voisins.

OBS. VI. — (Wilks).

Paraplégie chez une femme de 53 ans, qui ne présente aucun symptôme de syphilis, mais qui dit avoir eu cette affection.

Autopsie. Le cerveau n'a pas été examiné. A la partie droite de la région lombaire, la moelle renferme un corps dur, ayant environ 2 centimètres de longueur. Ce néoplasme entoure les racines postérieures des nerfs, auxquelles il adhère, ainsi qu'à la moelle elle-même. Il forme une masse allongée, irrégulière, du volume d'une noix environ. A la coupe, il présente une substance jaune, amorphe, qui ressemble à de la lymphe dégénérée, et on trouve dans le foie une substance analogue. Le foie présente, en effet, deux ou trois nodules d'une substance jaune, amorphe, résistante ; l'un d'eux apparaît comme une cicatrice à la surface de l'organe. Le poumon contient quelques masses jaunes de même espèce.

OBS. VII. — (Lorenzo-Hales).

G.. , nègre, âgé de 31 ans, syphilitique depuis cinq ans. Depuis un an, paralysie totale de la jambe droite, survenue graduellement. Six semaines avant sa mort, il prend de l'iodure de potassium, mais il le suspend par négligence au bout de deux jours. Enfin il survient de la rétention d'urine, une paralysie complète des deux côtés, et de l'ascite.

Autopsie. Gomme de la moelle au niveau de la troisième vertèbre lombaire. Les reins offrent les lésions de la maladie de Bright.

Qu'elle soit plus ou moins limitée, plus ou moins rapide, la marche essentielle du processus morbide est semblable dans les différentes formes.

Voyons donc comment elle se fait, et en quoi elle consiste. Nous croyons utile avant de décrire les altérations que l'on constate dans les myélites syphilitiques de rapporter les observations qui ont permis d'établir la nature de ces altérations.

Nous ne faisons que mentionner les trois cas de Waldemar Stemberg, qui n'ont pas eu le contrôle d'un examen histologique. Il a trouvé trois fois un ramollissement bien net : 1° dans un cas, cerveau intact et ramollissement au niveau des deuxième et troisième vertèbres dorsales; 2° chez un malade atteint de paraplégie cervicale avec crises épileptiformes, il trouva, outre les lésions cérébrales, un ramollissement à la région cervicale ; 3° enfin chez un paraplégique qui souffrait d'une douleur intense à la nuque, il trouva un ramollissement de la région cervicale.

OBS. VIII. — (Wingé).

Le sujet de cette observation est un syphilitique, âgé de 39 ans, qui fut atteint d'une paraplégie à marche chronique, avec rémission considérable, et rechute grave qui se termina par la mort.

A l'autopsie on trouve la dure-mère un peu injectée par places ; à l'intérieur, il y a des traces de fausses membranes fixes ; dans la région dorsale, on constate quelques adhérences avec l'arachnoïde. Celle-ci est distendue par de la sérosité, surtout autour de la queue de cheval; et par places, on voit des plaques ostéoïdes ramifiées. Les racines des nerfs sont normales. La moelle est normale dans la moitié supérieure de la portion cervicale ; mais, à partir de là, elle offre une dégénérescence qui devient de plus en plus prononcée en descendant, et atteint son maximum vers le centre de la partie dorsale. Alors elle devient moins marquée, et la partie inférieure de la région lombaire paraît normale. Le changement consiste en une coloration grise de la surface postérieure, avec des taches transparentes, qu'on voit mieux sur les coupes transversales. A la partie supérieure, la périphérie seule des cordons postérieur et latéraux est atteinte ; mais à mesure qu'on descend, la substance blanche se trouve remplacée de plus en plus par une masse gris jaunâtre, translucide, ressemblant à du mucus solidifié. La dégénérescence marche de la périphérie au centre, et elle est partout plus accusée dans les cordons postérieurs et latéraux du côté gauche. Elle apparaît aussi dans les cordons antérieurs : au milieu de la région dorsale de la moelle, c'est à peine s'il reste un peu de substance blanche : on voit seulement une masse muqueuse avec des îlots blanc jaunâtre et opaques. En cet endroit, les bords de la substance grise sont mal définis. La consistance de la moelle est diminuée à ce niveau seulement.

Au microscope : les parties dégénérées contiennent très peu de fibres nerveuses ; elles renferment : 1° de petits corps grêles homogènes, peu luisants, ayant la forme et la grosseur des cellules fusiformes, arrondies à une extrémité, pointues à l'autre, dentelées sur un ou sur les deux bords, sans double contour, les restes, selon toute probabilité, de fibres nerveuses ; 2° des globules d'huile agglomérées et des granulations graisseuses libres, surtout dans les parties opaques ; 3° des corpuscules amylacés ; 4° des granules de pigment et des vaisseaux qui sont transformés en cordon de pigment. Tout cela est plongé dans une masse finement granuleuse, avec quelques noyaux disséminés et un peu de tissu fibreux. La substance grise contient des cellules ganglionnaires au milieu de la partie dorsale; elles ne sont pas distinctes, et ressemblent à des amas anguleux de pigment, sans membranes ni prolongements. Le crâne présente une exostose peu considérable à la surface interne du pariétal droit, et des traces d'ostéophytes sur le frontal. Le poumon gauche est adhérent et présente sur le bord postérieur de la base deux infarctus cunéiformes. Vers le lobe inférieur, la cavité de l'artère pulmonaire est oblitérée par un thrombus gris jaunâtre, de la grosseur du petit doigt, sec à la circonférence, et ramolli au centre, et qui s'étend depuis la bifurcation jusque dans plusieurs branches. On trouve aussi des thrombus dans les veines iliaque gauche et hypogastrique. Foie normal.

Obs. IX. — (Déjérine.)

Atrophie musculaire et paraplégie syphilitique.

P... (Héloïse), 26 ans, chapelière, entre à Saint-Louis le 16 décembre 1875, dans le service de M. Hardy. Jeune fille assez chétive, qui présente des accidents spécifiques, mais ne sait pas à quelle époque elle a été infectée. Les accidents pour lesquels elle entre aujourd'hui sont les premières manifestations qu'elle ait remarquées. Depuis deux mois, elle s'est aperçu d'un affaiblissement des membres inférieurs, avec douleurs très vives; cet affaiblissement a fait des progrès rapides, et actuellement la malade ne peut se soutenir sur les jambes. On constate, en même temps, un ecthyma généralisé avec cachexie profonde. M. Hardy diagnostique une syphilis maligne précoce. Les douleurs dans les jambes sont très fortes, et s'exaspèrent la nuit ; les membres inférieurs sont amaigris ; les pieds se trouvent dans l'extension forcée et passive ; la flexion et l'adduction sont impossibles. On note l'exagération des réflexes, l'hyperesthésie du mollet et du cou-de-pied, l'anesthésie légère du dos du pied et de la jambe. La contractilité faradique des membres inférieurs est très diminuée. Les muscles sont très douloureux à la pression. On soumet la malade à l'iodure de potassium. Deux mois après, on note que la paraplégie, avec flaccidité, est en voie de décroissance, tandis que l'atrophie musculaire est restée la même.

Le 17 avril. Mort.

A l'autopsie, épanchement purulent dans la plèvre gauche, granulations des deux poumons et cavernes au sommet droit ; lésions atrophiques absolument limitées aux trois groupes de cellules motrices des cornes antérieures ; altération pigmentaire, avec diminution du noyau et granulations jaunes dans le protoplasma.

Obs. X. — (Homolle. Progrès méd., 1876.)

Méningo-myélite subaiguë avec paraplégie survenue à la fin de la période secondaire de la syphilis.

Le 19 janvier 1874, entra dans le service de M. Besnier, à Saint-Louis, une jeune femme de 23 ans, qui venait se faire soigner d'une éruption syphilitique tenace. C'était une syphilide papulo-squammeuse, disséminée sur tout le corps avec quelques groupes en corymbes. En 1872, cette jeune femme accoucha d'un fœtus de 5 mois, mort-né. L'éruption débuta aussitôt après l'avortement ; puis, en 1873, apparut une iritis très douloureuse ; malgré cela, la malade ne suivit aucun traitement ; elle paraît un peu anémique et présente, outre l'éruption signalée plus haut, une syphilide pigmentaire au cou, avec pléiades ganglionnaires. (Pilules de Sédillot.)

Le 30. Douleur lombaire.

10 février. Les douleurs augmentent ; la marche et la pression sur les apophyses épineuses les exaspèrent.

Le 28. La marche est presque impossible ; début de paralysie vésicale, rétention d'urine.

2 mars. Paraplégie absolue, plus complète à droite, la malade ne peut soulever les pieds au-dessus du lit ; réflexes exagérés, soubre-

sauts brusques avec élancements douloureux très fréquents. Contractilité électrique conservée.

Douleurs vives à la pression de la première lombaire et de la douzième dorsale. Sensibilité un peu affaiblie au membre inférieur droit ; analgésie manifeste à droite, où existent de temps en temps des sensations subjectives de pincement, de chaud et de froid.

Parfois le membre supérieur droit est engourdi, il y a analgésie légère à la face palmaire des deux avant-bras. Urines troubles fétides ; le cathéterisme est nécessaire. Constipation depuis trois jours.

4 mars. Troubles plus profonds de la sensibilité ; perte de notion de la position des membres inférieurs ; pas de contractures. Zone d'hyperesthésie à la région dorsale, d'anesthésie à la région lombaire.

Le 6. Paraplégie complète, sensibilité tactile nulle. Bras droit engourdi, incontinence des urines.

Le 11. Même état, fièvre le soir. (Sirop Gibert.)

Le 13. Douleurs vers les épaules et en ceinture sous-costale. Membre supérieur gauche engourdi et plus faible que l'autre. Eschare sacrée. On augmente de 2 grammes la quantité d'iodure qu'elle prend chaque jour.

Le 25. Diminution de la douleur, quelques légers mouvements aux orteils. Amélioration par l'iodure de potassium.

Le 29. Amélioration encore plus prononcée. Les mouvements font de sensibles progrès. Eschare en bonne voie. Bromure de potassium, 2 grammes.

20 avril. Reprise de fièvre et de paralysie. Le talon ne peut plus se soulever du lit. Eruption papulo-squammeuse, toux, sueurs, fièvre hectique.

6 mai. Aggravation malgré la reprise du traitement ioduré.

Mort le 20 juillet.

Autopsie. Ramollissement à la partie inférieure de la moelle dorsale ; nombreux corps granuleux à ce niveau. Le microscope montre à 0m,04, au-dessus du renflement lombaire, une zone de sclérose qui occupe les régions postérieures d'une façon irrégulière et sans lésion systématique. Elle empiète sur les cordons de Goll et les faisceaux radiculaires internes, sur la commissure postérieure, et sur la corne postérieure gauche ; les cornes antérieures sont même un peu atteintes en arrière. C'est donc là une myélite diffuse, qui va s'atténuant en largeur. Le carmin colore la zone altérée ; on voit des fibres ondulées et des éléments embryonnaires, disséminés ou groupés en amas autour des vaisseaux gorgés de sang, dont les parois sont très épaisses, et qui forment comme autant de centres d'infiltration. La sclérose a envahi le tissu conjonctif du sillon postérieur qui est confondu avec les cordons adjacents. A ce niveau, et dans quelques points du voisinage, se trouve du pigment jaune, qui indique que çà et là la congestion s'est accompagnée d'extravasation sanguine. On a peine à reconnaître dans ce tissu scléreux des traces de myéline ou de quelques cylindres-axe. Dans la substance grise, le tissu interstitiel s'est condensé. Les groupes cellulaires ont peu souffert. Dans les cornes antérieures, dans la colonne vésiculaire de Clarke et dans le tractus intermédio-latéral, ils présentent leurs caractères normaux. Le canal central est rempli d'épithélium. Cette myélite annulaire diffuse indique déjà la coexistence d'un certain degré de méningite, facilement appréciable, du reste, sur quelques points où la coupe comprend la pie-mère, infiltrée d'éléments embryonnaires. Plus haut, la lésion est circonscrite aux cordons de Goll, surtout à celui du côté gauche ; les faisceaux radiculaires internes sont indemnes ; la substance grise est saine. Plus bas, on voit une zone triangulaire de sclérose à la partie postérieure des cordons latéraux ; elle diffère par son irrégularité de la sclérose descendante ordinaire. Au renflement lombaire, lésions analogues des cordons latéraux et des cordons postérieurs au centre ; en outre, lésion des cornes antérieures qui diffère notablement des altérations scléreuses signalées plus haut ; à la périphérie, on trouve de nombreuses cellules araignées ; les cellules nerveuses sont intactes.

Obs. XI. — (Moxon.)

Homme syphilitique depuis sept ans, fourmillements aux jambes et douleurs lombaires ; trois semaines après le début, incontinence d'urine et des matières fécales ; anesthésie complète des membres inférieurs.

Entré le 4 août, il meurt le 24, d'accidents urinaires.

Autopsie. Points de sclérose anciens au niveau de la convexité du cerveau. Pigments abondants dans les membranes de la moelle allongée. A la portion inférieure de la dure-mère spinale, taches assez nombreuses, brunes, variant d'étendue, du volume d'un grain de mil à un pois. A leur niveau, la moelle est plus dure A la coupe, les taches semblent formées par une masse foncée, molle, filante, au centre de laquelle est une couche mince d'un tissu jaunâtre, élastique, dont la consistance diffère de celle de la masse noirâtre environnante. Ces taches sont disséminées, les unes dans les cordons postérieurs, les autres dans les cordons latéraux dont elles atteignent la surface. Au microscope, on remarque : 1° une zone périphérique, composée de deux ouches : l'une, à cellules rondes, à noyaux, à corps fusiformes ; l'autre, plus centrale, formée de corps fusiformes, pressés les uns contre les autres. Il y donc, à ce niveau, une hyperplasie du tissu conjonctif, à noyaux très nombreux, parsemé de masses abondantes de myéline. 2° Une zone centrale, jaunâtre, constituée en dehors par une couche de transition, à noyaux et à cellules arrondies ; en dedans par une masse amorphe, en dégénérescence granulo-graisseuse. Les vaisseaux de la zone extérieure semblaient pigmentés. On trouve, en outre, un foyer induré dans le centre du lobe supérieur du poumon droit, une pyélonéphrite à droite, et une orchite double ; les deux testicules renferment chacun deux formations identiques à celles de la moelle.

Obs. XII. — (Charcot et Gombault) (résumée.)

Une femme de 40 ans entre, le 18 septembre 1871, à la Salpêtrière, pour ulcérations multiples aux grandes lèvres.

En 1849, elle a contracté la syphilis : on l'a traitée par les pilules mercurielles et la liqueur de Van Swieten. Elle a eu à plusieurs reprises des ulcérations à la gorge, des rhagades à l'anus et des ulcérations qui ont persisté depuis.

En 1860, psoriasis plantaire et palmaire, qui céda au bout de dix ans à l'iodure de potassium. Cette guérison fut suivie de fourmillements, puis d'élancements douloureux dans le membre inférieur, et enfin d'une parésie qui fit des progrès assez sensibles pour gêner la marche.

A son entrée, paralysie incomplète du mouvement, et hyperesthésie cutanée, assez prononcée dans le membre pelvien, du côté gauche ; à droite, anesthésie. Le mercure et l'iodure de potassium restent sans effet. Marche progressive.

11 janvier 1872. Céphalalgie depuis quelques jours, vomissements ; dilatation de la pupille gauche ; rien aux membres supérieurs et à la poitrine. Douleur spontanée et à la pression au niveau de l'apophyse épineuse des troisièmes et des quatrièmes dorsales ; plus vive à gauche ; s'irradie vers l'épigastre. La peau, à ce niveau, est insensible à a douleur. A droite et au-dessous, c'est à peine si la douleur électrique et celle du pincement sont senties ; le contact est perçu ; à gauche le simple frôlement du doigt est douleureusement ressenti. Du côté de la motilité, à gauche, la paralysie du mouvement, très prononcée, n'est pas absolue. Pas de rigidité. Masses musculaires amaigries et mollasses. Les fourmillements du début reviennent de temps en temps, et s'accompagnent de sensations de brûlure et de constriction articulaire. Soubresauts partiels ou généraux des membres. La notion de

position est perdue. Les réflexes ne sont accrus, ni d'un côté, ni de l'autre. Le membre inférieur droit n'est pas paralysé ; le pied gauche, au contraire, traîne et ne peut quitter le sol. La vessie et le rectum ne sont pas paralysés. Rien au cœur ni aux poumons. Ni sucre, ni albumine. P. 68 ; T. R. 37° à 38,8. Faiblesse extrême, peau terreuse, couverte de macules.

7 février. La malade a une attaque épileptiforme.

Le 10 et le 13. Mêmes convulsions ; on constate que le droit externe est paralysé.

Le 14. Hémiplégie faciale à droite (la jambe gauche est paralysée); paralysie très marquée de l'orbiculaire. Langue non déviée ; luette droite.

Le 17. Infiltration séreuse de la papille droite.

Le 24. La paralysie du facial a gagné en profondeur ; voile du palais asymétrique.

4 mars. Les muscles innervés par le facial ont perdu leur contractilité faradique, du côté paralysé. La malade devient gâteuse et somnolente. On note la paralysie de la troisième paire et une névralgie du trijumeau.

17 avril. Névrite optique et paralysie du nerf de la sixième paire. Le membre inférieur gauche est complètement inerte, les mouvements réflexes y sont accrus ; l'amaigrissement y fait des progrès plus sensibles que dans le reste du corps.

Mort le 25.

Autopsie. — Cerveau. La bandelette optique droite est diminuée de volume, et présente des tractus gris qui séparent des portions de substance blanche. La lésion se prolonge le long du bord interne, et sur son milieu elle offre une tache grise. Le chiasma est altéré, le nerf optique gauche est atrophié. Sur le pédoncule gauche est une tache rouge à sa périphérie, ocreuse et caséeuse à son centre. Le tubercule mamillaire gauche est moins volumineux que le droit, et présente, comme le chiasma, une coloration grise. Sur le plancher du quatrième ventricule existe une plaque rouge. Ces plaques sont sous la pie-mère ; aucune n'est profonde ; elles sont plus dures que le tissu voisin et ne font jamais saillie.

La pie-mère est légèrement épaissie à leur niveau, mais elle s'en détache facilement.....

La moelle présente, vers la huitième dorsale gauche, un renflement latéral d'un centimètre en forme de nodosité.

L'arachnoïde épaissie englobe les racines nerveuses correspondantes, et les applique contre cette tumeur ; les racines sont grises et atrophiées (la paraplégie était à gauche, l'anesthésie à droite). Au-dessous, le cordon latéral est induré dans une étendue considérable, plutôt ré-tréci qu'augmenté.

Au-dessus, la lésion occupe le cordon postérieur, jusqu'à la partie supérieure de la région cervicale. Nulle part, on n'observe de ramollissement. Au niveau de la lésion, dans toute la moitié gauche et dans les cordons postérieurs, le tissu médullaire est gris rosé, très vasculaire ; la substance grise, envahie, ne peut être distinguée de la gaine blanche.

Au microscope la lésion médullaire est beaucoup plus diffuse que celle de l'encéphale. A la partie supérieure de la région dorsale, dans le point où la moelle paraissait comme renflée, on voit que la tuméfaction de l'organe est constituée en partie par l'épaississement de la pie-mère et de l'arachnoïde enflammées, qui enveloppent les racines nerveuses profondément altérées à ce niveau, et les appliquent sur le cordon latéral gauche. Le tissu de ce cordon se colore vivement par le carmin ; sa partie postérieure et externe, transformée en gros faisceaux fibreux verticaux, est intimement confondue avec la face profonde de la pie-mère ; toute ligne de démarcation a cessé d'exister entre elles. Des éléments nerveux ont à ce niveau complètement disparu. D'épais tractus conjonctifs, partis de ce point, traversent toute la largeur du cordon pour gagner la substance grise.

La plupart servent de support à des vaisseaux couverts de noyaux nombreux, et dont la gaine est remplie de corps granuleux cellulaires. Dans cet espace, le tissu paraît en grande partie formé de corps étoilés, pressés les uns contre les autres, et laissant çà et là, entre eux, quelques espaces arrondis, dans lesquels on distingue à grand'peine un cylindre d'axe.

De distance en distance, on voit des corps éloilés, abondants surtout dans la substance grise des cornes antérieures et postérieures gauches, qui sont confondues avec ses parties voisines. Les prolongements des cellules nerveuses et les nombreux cylindres d'axe ont disparu. A leur place est un réticulum épais, formé de filaments très raides qui paraissent se rattacher aux cellules ramifiées disposées çà et là dans le tissu. La commissure, une partie de la région moyenne de la corne droite, les deux cordons postérieurs, ont été, à ce niveau, envahis par le tissu morbide ; il est impossible de délimiter nettement la lésion qui va diminuant d'intensité et tend, sur les limites, à prendre les caractères de la sclérose ordinaire. Dans le cordon latéral droit se trouve deux points où l'épaississement prend les proportions d'une véritable plaque scléreuse.

Au-dessous, l'altération abandonne successivement les faisceaux postérieurs, puis les cornes grises, pour se limiter au cordon latéral gauche, qu'elle suit et qu'elle atrophie dans toute sa hauteur, affectant le caractère de la sclérose dans les dégénérescences secondaires descendantes.

Au-dessus, la lésion abandonne le cordon latéral, et se fixe sur les faisceaux postérieurs, qu'elle accompagne jusqu'au bulbe. Il y a eu chez cette femme, très nettement syphilitique, une double évolution des cellules araignées décrites par Debove, Jartrowitz, et Gólgi. 1° Par leur production exubérante, elles se sont comprimées et, manquant de matériaux nutritifs, elles ont dégénéré dans les zones caséeuses centrales. 2° Dans d'autres parties, et notamment dans la moelle, elles se sont organisées et ont produit ce que Rindfleisch appelle la sclérose multiloculaire des centres nerveux.

Obs. XIII. — (Hayem) (résumée.)

Louis D..., 50 ans, entre à l'infirmerie de Bicêtre le 12 juillet 1864, se plaignant de douleur et de faiblesse des jambes.

La maladie va en progressant ; bientôt survient de la faiblesse du membre supérieur droit, les membres inférieurs sont absolument immobiles. Les douleurs persistent, pas d'atrophie notable, sauf au mollet; incontinence des urines. Le malade succombe le 2 novembre.

Autopsie. — Exostoses crâniennes ; injection des méninges ; sérosité abondante qui distend les ventricules.

Le rachis ouvert laisse voir à la surface des méninges rachidiennes une couche épaissie vasculaire au niveau de la région dorsale, et jaunâtre dans la région lombaire ; elle adhère surtout dans les régions supérieures à la dure-mère spinale. Ces divers couches ressemblent à des fausses membranes. La face interne de la dure-mère un peu dépolie adhère assez fortement à l'arachnoïde spinale.

L'arachnoïde est aussi un peu épaissie. Les vaisseaux de la pie-mère sont congestionnés. Au toucher, on sent la moelle ramollie au commencement de la région dorsale ; le reste est assez ferme. Sur des coupes transversales on trouve dans la région cervicale une ligne noirâtre remplaçant la commissure ; la partie la plus centrale des faisceaux postérieurs est ramollie, déprimée, et d'une coloration grisâtre sale. A la fin de la région cervicale et au commencement de la région dorsale, la coupe est très diffluente, les cornes se dessinent mal sur les parties avoisinantes. L'altération paraît générale à ce niveau, et porte sur les parties blanches qui avoisinent les cornes dans les faisceaux latéraux, principalement le faisceau latéral droit.

Sur le foie et la rate, cicatrices caractéristiques. Foyers gommeux dans les reins, altérations osseuses, multiples, principalement sur les tibias.

Examen microscopique de la moelle — Dans toute l'étendue et l'épaisseur de la moelle, surtout dans la substance blanche, on trouve des concrétions de formes et de dimensions variables. Les différentes réactions prouvent que ce sont des corps amylacés. Ces corps paraissent répandus dans le tissu conjonctif de la substance blanche et de la substance grise ; ils sont extrêmement abondants. Sur les coupes colorées par le carmin, on constate une sclérose diffuse sans localisation spéciale, c'est-à-dire portant irrégulièrement sur les faisceaux antéro-latéraux et postérieurs et s'accompagnant en général, sur les points malades, d'une atrophie des tubes nerveux. Çà là quelques cylindres d'axe gonflés ; l'altération gagne d'une façon inégale les cornes antérieures, dont quelques cellules sont atrophiées et pigmentées.

Obs. XIV. — (Julliard) (résumée.)

Elisa Amb..., journalière, 48 ans, entre à l'hôpital, le 7 septembre 1878. Douze grossesses ; 5 enfants vivants ; les autres morts en bas âge. Il y a quelques mois, roséole avec céphalée et engorgement indolent des ganglions.

Actuellement, éruption tuberculeuse caractéristique.

Depuis quatre mois, cette femme éprouve des fourmillements et des crampes ainsi qu'une faiblesse progressive dans les membres inférieurs ; mais, il y a trois jours, la faiblesse a augmenté brusquement, il lui fut impossible de se soutenir sur les jambes, et des douleurs avec contracture se firent sentir toute la nuit. Six jours avant cette recrudescence dans les symptômes avait reparu de la constipation. Lorsqu'on examine la malade, on la trouve avec une paraplégie complète, sans contracture ; la sensibilité est conservée sauf à la face interne du tibia gauche, où de fortes piqûres ne sont même pas senties. Sensibilité à la température pervertie à la cuisse gauche. Les réflexes sont très affaiblis à droite, légèrement diminués à gauche.

Pas d'épilepsie spinale. Douleur en ceinture intermittente ; rien aux membres supérieurs. La constipation persiste, rétention absolue des urines ; fièvre, 39°

15 septembre. Salivation. On supprime le mercure qui était administré sous forme de frictions. On continue l'iodure.

Le 16. Urines purulentes. L'anesthésie remonte. Fièvre vive.

Le 19. Œdème des pieds et des jambes. On remarque deux eschares : l'une sur le sacrum, l'autre sur la fesse droite.

1er octobre. Nausées continuelles, muguet, teinte terreuse de la peau. On suspend l'iodure.

Le 5. Dyspnée intense, râles muqueux dans les deux poumons.

Le 7. Accès de suffocation avec nausées, refroidissement des extrémités.

La mort survient le 8.

Autopsie. — Le canal rachidien n'offre rien de particulier. La moelle est ramollie au niveau des régions dorsale et lombaire.

Au microscope, on constate que les lésions prédominent au niveau de la région dorsale moyenne.

Dans la portion cervicale, on trouve que la gaine des vaisseaux est remplie d'exsudats amorphes colorés par le carmin. Les tubes des faisceaux de Goll sont dégénérés et dépourvus pour la plupart de leur cylindre-axe. Dans la région dorsale supérieure, les lésions sont plus marquées ; ce sont des lésions méningées et médullaires. La première est vivement injectée, ses vaisseaux sont dilatés, elle est épaissie par suite de la présence d'une grande quantité de leucocytes et de cellules de segmentation.

Les vaisseaux qui pénètrent dans la substance blanche ou grise sont très dilatés, leurs parois sont épaissies.

La myélite, caractérisée par le ramollissement des cordons latéraux et postérieurs et même de la substance grise, a eté tellement intense qu'elle s'est accompagnée d'hémorrhagies interstitielles. Dans la partie blanche, il y a une tuméfaction très accentuée des cylindres-axe. Ainsi il y a eu destruction rapide des éléments liée probablement à des phénomènes ischémiques, plutôt que tendance à la néoformation conjonctive. De plus, on trouve disséminés dans les points ramollis des corps granuleux.

Dans les autres points de la région dorsale, on remarque des lésions identiques ; mais ici elles intéressent des portions plus ou moins grandes des cordons latéraux.

Les altérations disparaissent au niveau de la dernière paire dorsale et de la première lombaire. La seule lésion qui persiste, c'est la méningite qui conserve tous ses caractères d'acuité.

D'autre part, on n'observe pas d'une façon nette la degénérescence secondaire des cordons latéraux ; point de traces de myélite descendante.

Dans la région lombaire moyenne, la lésion persistante est la méningite, mais la moelle paraît absolument intacte ; pourtant il existe une accumulation de pigment dans quelques cellules des cornes antérieures.

Obs. XV. — (Julliard) (résumée.)

Marie L..., journalière, 49 ans, entre à l'Hôtel-Dieu le 30 octobre 1877. Syphilis il y a huit ans. Bonne santé habituelle. Vers l'automne de 1876 elle a commencé à éprouver un peu de faiblesse et d'insensibilité dans les membres inférieurs. Ces phénomènes ont augmenté très lentement, car le 2 décembre 1878 la marche était encore possible. A ce moment, la paraplégie devient brusquement complète, et s'accompagne de paralysie des sphincters, de vomissements et de douleur en ceinture.

12 décembre, Accès fébrile, abolition de la contractilité électrique et des réflexes ; dyspnée.

Le 29. Dyspnée, cyanose, accès fébriles irréguliers, vomissements. La mort survient dans la journée.

Autopsie. — La moelle ne présente rien d'anormal à l'œil nu.

Examen microscopique. — Les lésions offrent leur maximum d'intensité vers la partie supérieure de la région dorsale et dans le cordon latéral. Ce qui frappe, au premier abord, c'est l'épaississement très marqué de la gaine adventive des vaisseaux, en sorte que ceux-ci se montrent sous l'aspect de cylindres, ordinairement réguliers, lorsqu'on les considère sur une conque pratiquée perpendiculairement à leur axe ; mais ils paraissent moniliformes quand, par hasard, la coupe les atteint suivant leur longueur. On peut dire que leur diamètre total est plus que doublé par cet épaississement ; et cette modification porte d'une façon indubitable sur les dépendances de la gaine adventice, c'est-à-dire sur la gaine lymphatique des vaisseaux. En outre, de cette zone de sclérose partant des tractus conjonctifs et constituant une véritable sclérose interstitielle, en certains points au niveau des vaisseaux dont les parois n'ont subi que peu d'épaississement, on trouve de véritables îlots de sclérose, confondus avec les dépendances de la gaine lymphatique, et qui forment comme un petit lac au milieu duquel on aperçoit le vaisseau. D'un autre côté, au niveau des points les plus malades, on voit que la pie-mère adhère complètement au tissu scléreux et offre un épaississement considérable ; mais, dans le cas actuel, le processus phlegmasique est déjà de date assez peu récente pour qu'on ne trouve plus les traces d'inflammation subaiguë qu'on trouve d'autres fois. La sclérose, en tout cas, intéresse fort peu la substance grise.

Si l'on cherche à établir la géographie des altérations, on trouve qu'en général, périphériques, elles offrent leur maximum entre la première et la troisième dorsales : ce fait est démontré par l'existence d'une dégénérescence ascendante manifeste portant à la région cervicale sur la totalité du cordon de Goll. En second lieu, de la première à la troisième dorsale, il existe une lésion qui intéresse également les cordons latéraux, lésion que prouve une dégénérescence latérale double, complète et symétrique, déjà manifeste au niveau d'une coupe pratiquée vers la naissance de la troisième paire dorsale. Cette dégénérescence secondaire symétrique se poursuit jusqu'à la partie inférieure des régions dorsale et lombaire. Quant aux lésions qui occupent les cordons latéraux et postérieurs, leur maximum est situé entre la troisième dorsale et la dernière cervicale.

Obs. XVI. — (Personnelle.)

Myélite syphilitique à forme transverse. — Mort par eschare au sacrum. — Autopsie : ramollissement de la moelle à la région lombaire. — Au microscope, peu d'altérations, si ce n'est une atrophie pigmentaire des cellules des cornes antérieures.

C... (Virginie), âgée de 56 ans, entre le 19 janvier 1881 à l'hôpital Tenon, dans le service de M. Rendu.

Cette femme est sourde et muette depuis l'âge de 7 ans ; cette infirmité lui serait survenue à la suite de convulsions. Elle peut cependant entendre lorsqu'on crie très haut et prononce quelques monosyllabes. Mariée à un sourd-muet de naissance, elle a une fille qui n'a pas hérité de l'infirmité de ses parents.

Il y a sept ans, elle a contracté la syphilis pour laquelle elle a été soignée à l'hôpital Saint-Louis pendant deux ans dans le service de M. Hillairet.

Actuellement, elle présente encore une éruption caractéristique constituée par de larges plaques de syphilides pustulo-crustacées dessinées en demi-cercles. Ces plaques existent sur les deux bras ; il y en a une autre sur la cuisse droite. Il y aurait au moins deux ans, au dire de sa fille, qu'elle est atteinte de cette éruption.

Il y a quinze jours, elle serait tombée sans connaissance, mais cette attaque s'est dissipée très vite et n'a laissé aucune trace. Cinq jours avant son entrée, elle a été atteinte brusquement pendant la nuit d'une paraplégie, qui a été si rapide que le matin la malade ne pouvait se tenir sur les jambes, qui étaient absolument inertes.

20 janvier. On trouve au moment de l'entrée la paralysie absolue dans les membres inférieurs ; rien dans les membres supérieurs. Cette

paraplégie s'accompagne d'anesthésie et d'analgésie presque complètes Le ventre est ballonné et sensible à la pression ; légère dyspnée due à ce météorisme considérable. Du reste, il y a depuis le début une rétention des urines, qui sortent par regorgement. Par le cathétérisme, on en retire plus d'un litre.

Le rectum est également paralysé, il y a de l'incontinence des matières fécales. Au niveau du sacrum, une large eschare commence déjà à se former.

On prescrit de l'iodure de potassium à haute dose, on applique des pointes de feu le long du rachis et on recouvre les plaques de la peau avec du Vigo.

Le 22. Le ventre est toujours douloureux et ballonné. La malade peut remuer légèrement la jambe droite ; la jambe gauche est complètement inerte.

Le 24. La malade peut soulever tant soit peu la jambe droite ; la sensibilité est un peu revenue dans ce membre, mais la jambe gauche reste absolument paralysée. L'eschare sacrée grandit, la malade se plaint dès qu'on lui imprime le moindre mouvement. L'intelligence reste parfaite. L'état général est mauvais, inappétence. Œdème dans les membres paralysés.

Le 31. L'eschare s'est étendue et a creusé profondément ; l'œdème a augmenté.

Le 4 février. Etat stationnaire ; la malade reste immobile dans le décubitus dorsal, elle est somnolente, Incontinence des urines ; inappétence. Amaigrissement rapide depuis quelques jours.

Le 20. L'eschare grandit toujours, les jambes sont encore plus tuméfiées ; il survient un peu de lymphangite au mollet gauche.

Le 5 mars. Fièvre. La lymphangite a fait des progrès ; la rougeur prend une teinte blafarde, livide.

Le 18. Légère dyspnée, fièvre. Des eschares apparaissent aux talons; l'œdème a gagné le dos ; la malade tombe dans le collapsus ; pas de complications pulmonaires.

Le 22. Cyanose des extrémités ; nouvelles eschares à la partie postérieure des cuisses, la fièvre devient très intense, le pouls faible.

Le 25. Collapsus final ; mort à 5 heures du matin.

Autopsie. — Le cerveau paraît sain ; cependant sur les méninges et au niveau des circonvolutions pariétales, principalement on constate une teinte légèrement opaline ; lorsqu'on détache les méninges, on éprouve une certaine difficulté.

Aucun point de ramollissement à la surface des hémisphères ; les artères paraissent saines. A la coupe des hémisphères, on ne trouve aucune lésion.

Le bulbe et la protubérance ne présentent aucune altération appréciable.

Moelle. — Extérieurement, les méninges sont saines; en les détachant de la partie postérieure de la moelle, on constate à la partie inférieure du renflement dorsal une adhérence très nette des membranes. A ce niveau, en comprimant légèrement la moelle, on la trouve plus molle que dans les autres parties. La région lombaire est très ferme. A la section du tissu médullaire, les surfaces de coupe paraissent saines jusqu'à la partie moyenne de la région dorsale. A partir de ce niveau, la moelle est très ramollie, diffluente, la substance grise peu nette et comme atrophiée.

Plus bas, à la région lombaire, la substance médullaire semble, au contraire, plus ferme qu'à l'état normal; les cornes antérieures paraissent altérées, moins apparentes que d'habitude.

Les autres organes sont sains; le foie est un peu graisseux, mais sa surface est lisse, sans cicatrice aucune.

Examen histologique fait par M. Déjérine. — Les altérations que l'on constate sont fort peu marquées.

Nulle part on ne trouve de myélite transverse, ni de dégénérescence ascendante ni descendante. Les zones radiculaires postérieures, examinées dans toute la hauteur, ne présentent aucune espèce d'altération. Nulle part il n'existe de foyer de myélite diffuse ou localisée; la seule altération qui nous paraisse exister dans cette moelle, qui a été examinée dans toute sa hauteur au moyen d'un très grand nombre de coupes, c'est l'existence d'une altération des cellules des cornes antérieures. Ces cellules présentent dans toute la hauteur de la colonne grise antérieure l'aspect suivant : elles sont globuleuses pour la plupart et leurs prolongements sont peu distincts. On ne voit pas, comme à l'état normal, l'aire des cornes antérieures sillonnée par des cylindre-axes. Cette altération est plus marquée à la région lombaire que dans les autres régions de la moelle. A un plus fort grossissement, on voit qu'un certain nombre de cellules sont en voie d'atrophie. Nous avons là affaire à une forme d'atrophie qui n'est pas l'atrophie simple, mais bien l'*atrophie pigmentaire* de Hockart Clarke.

En effet, dans les cellules les moins altérées, dans celles qui paraissent normales à part la perte de leurs prolongements, il est facile de constater l'existence d'une quantité considérable de pigment siégeant dans le protoplasma cellulaire, dans le pôle de la cellule opposé au noyau, ce dernier et son nucléole sont parfaitement conservés.

On peut suivre les différentes phases du processus jusqu'à l'atrophie complète où la cellule n'est plns représentée que par un amas de granulations pigmentaires avec persistance du noyau et du nucléole. Ces cellules, complètement atrophiées, existent au nombre de plusieurs dans chaque préparation, bien que relativement peu nombreuses comparativement aux autres dans lesquelles le processus est beaucoup moins avancé. Nulle part nous n'avons constaté le processus irritatif soit du côté des vaisseaux, soit du côté de la névroglie, aussi bien dans la substance grise que dans la substance blanche.

En résumé, l'altération que nous avons constaté dans cette moelle épinière consiste dans une pigmentation très prononcée des cellules des cornes antérieures aboutissant à l'atrophie d'un certain nombre d'entre elles par le mécanisme de l'atrophie pigmentaire.

Obs. XVII. — (Personnelle.)

Myélite transverse d'origine syphilitique. — Mort par eschare au sacrum.
Autopsie. — Examen histologique.

H... (Pierre), âgé de 43 ans, serrurier, entre, le 26 avril 1881, à l'hôpital Tenon. Il y a 10 ans, syphilis, chancre, plaques muqueuses, accidents secondaires légers, pour lesquels il a été soigné pendant deux mois au Midi par M. Simonet. Depuis, quelques accidents spécifiques de courte durée. Le 17 avril dernier, est survenue une fatigue insolite dans tous les membres; le 22, dans la matinée, la faiblesse s'accentue tout à coup à tel point que les jambes fléchissent et que le malade est obligé de rester chez lui. En même temps, il commence à éprouver des fourmillements et des picotements dans les membres inférieurs. On lui met des sinapismes aux mollets, aux cuisses, dans le dos, mais sans aucun résultat favorable. Le malade entre alors à l'hôpital.

Outre les détails énoncés précédemment sur sa paraplégie, il nous apprend qu'il n'est pas allé à la selle depuis le 22 avril, qu'il urine constamment et malgré lui.

En le découvrant, on constate des plaies au mollet gauche, à la cuisse droite, dans la région lombaire, déterminées par les sinapismes qui ont agi comme vésicatoires. Jambe droite œdématiée; la gauche l'est très peu. Sensibilité de contact léger non conservée sur les membres inférieurs, sur la région hypogastrique et sur les fosses iliaques; sensibilité plantaire en partie conservée; réflexe non exagéré.

Les piqûres d'épingle ne sont senties nulle part sur le membre inférieur gauche; plaques d'anesthésie sur la jambe droite. Possibilité de fléchir les jambes : impossibilité de soulever les talons de dessus le lit, incontinence par regorgement; le cathétérisme permet de retirer deux litres d'urine normale, sans dépôt purulent. (Iodure de potassium, 4 gr., frictions mercurielles.)

Le 26 au soir. Douleurs dans le ventre, au niveau de la vessie; point douloureux à la pression sur la colonne vertébrale au niveau de la sixième vertèbre dorsale. (Scammonée, 1 gr., calomel 0,50.)

Le 27. La purgation n'a amené aucun résultat; cathétérisme deux fois par jour.

Le 28. Quelques vomissements bilieux; mouvements dans les cuisses un peu plus forts. Les piqûres d'épingle sont senties partout. (Scammorée, 1 gr., courants continus et interrompus.)

Le 29. Pas de selles; météorisme énorme; jambe gauche un peu plus forte.

Le 30. Pas de selles; huile de croton, 2 gouttes, et lavements au séné; vomissements.

1er mai. Pas de selles le matin. De nouveau huile de croton et courants. L'exploration rectale ne révèle aucun obstacle. Dans la soirée, selles liquides très abondastes, diminution du météorisme, cessation des vomissements.

Le 2. Force un peu plus grande dans les jambes.

Le 18. Les urines deviennent ammoniacales, et à la fin du cathétérisme elles contiennent du sang.

Il s'est formé, depuis le 4, une eschare au sacrum ; aujourd'hui une autre apparaît au grand trochanter du côté droit.

Le 12. Les fourmillements dans les jambes persistent, mais la sensibilité est complètement revenue dans les parties primitivement anesthésiées; atrophie assez prononcée des membres inférieurs; alternatives d'incontinence et de rétention d'urine, perte de l'appétit.

Le 8. Amaigrissement considérable de tout le corps, plus prononcé sur les membres inférieurs ; peau fraîche, jamais de fièvre, malgré une eschare au sacrum, large comme une assiette et au niveau de chaque trochanter.

Le 11. Mort lente par épuisement.

Depuis le jour de son entrée jusqu'au 20 mai, le malade a été soumis au traitemant spécifique : iodure potassium, 4 et 5 grammes. Frictions mercurielles.

Autopsie. Pas d'autres altérations des méninges qu'une légère adhérence. La moelle, au niveau du renflement lombaire, présente un point de ramollissement très marqué dans une étendue de 1 centimètre environ. A la coupe, la substance médullaire paraît injectée, rougeâtre, et présente quelques points d'une coloration un peu jaunâtre. Au-dessus et au-dessous de cette partie ramollie, la moelle paraît plus ferme qu'à l'état normal et comme sclérosée.

Examen histologique. — Sur des coupes assez nombreuses, pratiquées dans les diverses régions de la moelle, on constate les lésions suivantes : au niveau de la région lombaire, la trame conjonctive est épaissie; on distingue bien plus nettement que d'habitude les tractus fibreux qui partent de la périphérie et pénètrent dans le parenchyme médullaire. Cette prolifération conjonctive existe à peu près également sur toute la surface de la coupe ; un très grand nombre de tubes nerveux sont altérés, beaucoup sont atrophiés ; cependant c'est surtout dans les cornes antérieures, principalement dans celle du côté droit, qu'on observe ce processus scléreux.

La plupart des grosses cellules motrices de la corne antérieure droite sont atrophiées, et ont perdu leurs prolongements ; sur un point, très limité du reste, une partie de la corne antérieure est remplacée par un réticulum conjonctif très prononcé. Sur des coupes pratiquées un peu plus haut, on constate que les altérations sont beaucoup moins marquées ; les cornes antérieures ne paraissent plus atteintes par la sclérose ; celle-ci, au contraire, est plus marquée vers la partie postérieure de la moelle. Quant aux vaisseaux, ils paraissent peu altérés, si on les examine suivant leur longueur, quoiqu'ils paraissent étranglés en certains points; mais ceux qui se présentent sectionnés perpendiculairement ont leurs parois épaissies, et leur calibre est fort diminué.

De ces deux dernières observations, l'une présente des caractères anatomiques très différents du type habituel des lésions spécifiques de la moelle ; l'autre, au contraire, fait voir les altérations scléreuses communes de la syphilis, avec diffusion de ces altérations dans les différentes parties de la moelle. Ce qui prouve que les lésions ne sont pas toujours identiques, bien qu'elles répondent le plus habituellement au processus scléreux.

Mais, en résumé, on constate que les lésions décrites dans les observations ont toutes une grande ressemblance. Waldemar Stemberg ne donne pas de description histologique, mais note un ramollissement de la moelle dans les trois cas qu'il a observés. Winge indique la participation des méninges au travail inflammatoire. Il montre les membranes injectées, adhérentes par des fausses membra–

nes à la moelle dont la substance blanche a pris une coloration gris jaunâtre ; la dégénérescence marche de la périphérie au centre, elle est plus marquée dans les cordons postérieurs et latéraux du côté gauche ; au milieu de la région dorsale c'est à peine s'il reste un peu de substance blanche. Les parties dégénérées contiennent peu de fibres nerveuses, mais renferment de petits corps ayant la grosseur des cellules fusiformes, arrondis à une extrémité, pointus et dentelés à l'autre et sur les bords. Les vaisseaux sont transformés en cordons de pigments ; tout cela est plongé dans du tissu granuleux et fibreux. Homolle insiste sur la dissémination et l'irrégularité des lésions, sur la présence d'éléments embryonnaires nombreux, groupés en amas autour des vaisseaux dont les parois sont très épaissies, et forment comme autant de centres d'infiltration ; enfin sur la coexistence de la méningite avec la sclérose médullaire, et sur la présence à la périphérie de nombreuses cellules araignées.

Dans le fait de Moxon, nous voyons signalée la pigmentation par places dans la moelle qui a aussi des taches pigmentaires, des cellules rondes fusiformes serrées les unes contre les autres, constituant une hyperplasie du tissu conjonctif. La pigmentation des vaisseaux de la zone extérieure est également notée. Charcot et Gombault ont trouvé sur la paroi latérale gauche de la partie inférieure de la moelle un renflement de 1 centimètre formé en partie par un épaississement de l'arachnoïde et de la pie-mère, qui comprimait les racines nerveuses. Ils font remarquer la diffusion des lésions médullaires, la disparition de beaucoup d'éléments nerveux par suite de la formation de tractus conjonctifs ; le développement de ces tractus conjonctifs autour des vaisseaux dont la gaine est remplie de corps granuleux cellulaires ; l'évolution des cellules araignées décrites par Debove, Jastrowitz et Golgi. Julliard dans le premier cas trouve au niveau des trois points de ramollissement de la moelle des lésions méningées avec épaississement et dilatation vasculaire, épaississement des vaisseaux du parenchyme, légère dégénérescence des tubes nerveux. Dans le deuxième cas, dont il rapporte avec autant de détails l'examen histologique, il insiste sur l'épaississement considérable de la gaine adventice des vaisseaux, et sur les altérations de la gaine lymphatique de ces vaisseaux ; il montre la sclérose partant des tractus conjonctifs, et l'épaississement de la pie-mère qui adhère complètement au tissu scléreux.

Les deux observations de Hayem nous montrent la même similitude dans les lésions. Les altérations sont diffuses, constituées par des points de sclérose avec épaississement très notable des méninges ; on trouve notée la même infiltration pigmentaire des cellules et le même épaississement des vaisseaux. Dans une de nos observations pourtant, ce processus scléreux fait détaut. Les principaux faits qui paraissent ressortir de cet examen sont les suivants :

D'abord lésions des méninges avec prolifération de tissu conjonctif ; cette prolifération se fait également sur les tractus fibreux qui relient les méninges à la moelle.

Lésions de la moelle produites par prolifération des éléments conjonctifs avec compression, puis disparition consécutive des tubes nerveux ; formation de cellules à prolongements ou cellules araignées.

Enfin lésions des vaisseaux et aussi des gaines périvasculaires par prolifération d'éléments embryonnaires.

Telles sont, en abrégé, les lésions syphilitiques de la moelle les plus habituelles.

Peut-on d'après ces données trouver quelque caractère spécial à ces lésions ? — Le plus grand nombre des auteurs le nient : « Localisée à la moelle, dit Caizergues, la syphilis y produit des inflammations qui participent de sa nature sans posséder de caractéristique anatomique ; il n'est pas en effet de lésion réactif certain d'une diathèse (John Tibbiz). » Sans prétendre que les altérations syphilitiques de la moelle soient spécifiques, et qu'elles présentent des éléments morphologiques spéciaux, on peut cependant rechercher si, d'après leur aspect général, elles, peuvent se reconnaître.

D'abord, quand on a affaire à une *gomme de la moelle*, le caractère spécifique de la lésion est nettement établi ; le plus grand nombre des auteurs admettent que les épanchements gommeux diffus ou circonscrits sont un signe certain des altérations syphilitiques de la moelle. Mais, comme nous l'avons indiqué plus haut, les gommes constituent la variété la plus rare des lésions syphilitiques du névraxe ; et si l'on n'admettait la nature spécifique d'une affection médullaire que dans les cas seuls où l'on constate l'existence d'une tumeur gommeuse, le nombre des myélites syphilitiques, déjà bien restreint, le serait encore bien plus. Il faut donc tâcher de trouver quelque caractère qui permette de reconnaître la syphilis dans les formes habituelles de sclérose médullaire.

Quelle est la valeur des cellules araignées ? — Charcot, Gombault, Homolle, ont signalé l'existence des cellules araignées, et ont attiré l'attention des histologistes sur ces éléments. Moxon a décrit également des cellules fusiformes avec prolongements. Ces auteurs ne prétendent pas que ces éléments soient spéciaux aux myélites syphilitiques, puisqu'il les ont trouvés dans les moelles normales ; mais ils pensent que, dans les lésions médullaires spécifiques, ils sont plus nombreux et munis de prolongements plus rudes et plus visibles. Mais Coyne, dans un cas de gomme du cervelet n'ayant pu trouver ces cellules, pense qu'elles ne se rencontrent pas spécialement dans les lésions syphilitiques du système nerveux, mais qu'elles appartiennent normalement à certaines régions de la moelle, et que la syphilis n'a aucune action spéciale sur les modifications qu'elles subissent.

Pierret a signalé la présence de cellules rameuses dans un cas de myélite non spécifique ; pour lui, elles proviendraient des cellules plates dont le protoplasma, sous l'influence d'un travail irritatif, pousserait en différents sens des prolongements plus ou moins ramifiés. On doit donc conclure que la présence de ces éléments n'est pas spéciale à la syphilis.

Valeur des altérations méningées et vasculaires. — Julliard donne, comme caractéristique des altérations syphilitiques de la moelle, les lésions des méninges et des vaisseaux. Ses observations, celles de Winge, d'Homolle, de Charcot, d'Hayem, et celles qui nous sont propres démontrent la fréquence de l'inflammation des méninges, et font voir que les méningites ne se limitent pas aux membranes d'enveloppe proprement dites, mais gagnent aussi les prolongements qui en dépendent, et qui vont dans l'épaisseur de la moelle former la trame conjonctive au milieu de laquelle sont plongés les éléments nerveux. Elles révèlent aussi la participation de la gaine adventice des vaisseaux au processus morbide. (Julliard.)

Mais ces altérations vasculaires diffèrent-elles de l'artérite commune? Dans le fait de Coyne et Lépine les vaisseaux sanguins étaient entourés d'un manchon de petites cellules rondes siégeant dans la gaine lymphatique; et il n'y avait ni rétrécissement, ni oblitération vasculaire par artérite ou phlébite. Ces faits sont conformes à la loi posée par Virchow, à propos de la syphilis viscérale: « Début par le tissu conjonctif qui devient le point de départ d'une prolifération cellulaire active. »

Nous ferons remarquer que cette affinité du processus morbide pour les lymphatiques, n'est pas spéciale à la syphilis, mais se rencontre également dans d'autres diathèses.

Nous ne voulons pas dire pour cela que les lésions vasculaires et périvasculaires, qui sont presque toujours limitées à la membrane externe et aux gaines lymphatiques périvasculaires, ne soient, dans certaines mesures, particulières à la syphilis. En tout cas, ainsi que le fait remarquer Julliard, la conséquence forcée des idées émises plus haut, *c'est la diffusion des lésions dans les myélites syphilitiques; l'impossibilité de leur systématisation.*

En effet, du moment que les lésions de la syphilis sefont et se propagent par le système lymphatique, par le tissu conjonctif, elles doivent, dans la moelle, suivre la névroglie; c'est-à-dire pénétrer sans ordre entre les éléments nerveux, et s'insinuer dans la substance grise aussi bien qu'à travers les cordons qui l'entourent. Les myélites interstitielles seront toujours diffuses. Or, dans toutes les observations recueillies, sauf dans de très rares exceptions, la diffusion des lésions est nettement indiquée.

Du reste, Mauriac dit qu'il doute de la nature syphilitique d'une lésion par ce fait seul qu'elle est systématisée. Nous nous trouvons donc ramenés par les données de l'anatomie pathologique aux conclusions que nous faisaient émettre les considérations étiologiques.

Les lésions dans la syphilis ne sont pas absolument systématisées ; elles intéressent en même temps d'autres régions de la moelle, et les symptômes par lesquels elles se traduiront, seront toujours plus ou moins complexes. Ou bien si une lésion paraît franchement systématique, elle sera le plus ordinairement consécutive et produite par une dégénérescence secondaire; ce sera un épiphénomène consécutif à une lésion diffuse de voisinage.

Pourtant, à cause de certains exemples extrêmement rares, le fait de Déjérine par exemple et un des nôtres, nous ne nions pas absolument la possibilité de certaines myélites systématisées de nature spécifique. Car on peut se demander si le processus est toujours identique, et si dans certaines conditions les éléments cellulaires ne sont pas intéressés primitivement.

Des myélites sans lésions appréciables. — Dans quelques autopsies, il n'a pas été possible de trouver d'altérations dans la moelle ; aussi plusieurs auteurs placent ces faits dans un cadre à part. Zambaco fait une classe de myélites poulesquelles il n'a trouvé aucune lésion matérielle appréciable. Pour lui, les cas de ce genre appartiendraient surtout à la période secondaire, et constitueraient de simples troubles dynamiques de véritables paraplégies fonctionnelles sans lésions de tissu. Cependant, avec beaucoup de justice, il fait remarquer que ce groupe de myélites doit être restreint le plus possible à cause du petit nombre de faits d'après lesquels il est formé, et de l'insuffisance des vérifications anatomiques. Dans presque toutes les observations où il n'y a pas eu de lésions appréciables, on s'est borné à un examen superficiel à l'œil nu, sans le contrôle du microscope. Or, bien souvent, non seulement les lésions médullaires, mais même les altérations des méninges peuvent échapper à l'œil nu, ainsi que nous l'avons vu noté dans quelques faits, et on n'est pas en droit pour cela de nier leur existence. Avec les progrès de l'anatomie pathologique, cette variété de paraplégie fonctionnelle disparaîtra complètement.

Comparaison des lésions syphilitiques de la moelle avec celles du cerveau. — Après avoir examiné les lésions déterminées dans la moelle par la syphilis, il n'est pas sans intérêt de les comparer à celles que la diathèse produit dans le cerveau. Si l'on considère l'analogie de structure qui existe entre ces deux organes, il faut *a priori* penser que ces lésions doivent avoir de nombreux points de ressemblance. Seulement, dans la moelle, la distribution des vaisseaux, l'irrigation sanguine est un peu différente de ce qu'elle est dans le cerveau; il y aura donc une légère variation dans la distribution des lésions. De plus, la moelle est surtout un organe conducteur; aussi, il suffira de la lésion la plus légère pour comprimer ou sectionner quelques-uns des éléments de transmission, et pour produire des désordres graves et irréparables. C'est pourquoi le traitement spécifique a moins d'action sur les altérations syphilitiques de la moelle que sur celles du cerveau; les améliorations sont plus longues à produire.

Fournier commence par donner un caractère général des altérations spécifiques du cerveau ; c'est la multiplicité des lésions ; ce caractère donne, dit-il, l'explication des particularités cliniques qui impriment à la maladie une allure et des formes presque spéciales. Or, n'avons-nous pas insisté sur cette particularité dans les lésions spinales spécifiques ? N'en avons-nous pas donné des preuves suffisantes ?

Quant à la nature même des altérations, nous allons voir qu'elle est la même dans le cerveau que dans la moelle. D'abord les méninges sont presque constamment touchées dans la syphilis cérébrale ; et Fournier insiste sur ces lésions méningées qu'il regarde comme les plus importantes parmi toutes celles qui composent l'anatomie pathologique des lésions syphilitiques du cerveau. Il montre que ces lésions consistent en hyperplasies conjonctives qui aboutissent, après un certain temps, soit à l'organisation scléreuse, soit à la désorganisation gommeuse. Mais, de ces deux formes, la première est infiniment la plus commune ; c'est même la plus commune entre toutes les lésions cérébrales syphilitiques. Cette méningite hyperplasique existe habituellement sous forme de foyers dissiminés. Elle se manifeste au niveau de la pie-mère sous forme de traînées allongées qui semblent se propager en suivant le trajet des vaisseaux. Ce qui amène l'adhérence avec la substance cérébrale.

Or, ces caractères sont absolument ceux que nous avons indiqués pour les myélites spécifiques.

Ainsi donc, jusqu'à présent analogie la plus parfaite des lésions spinales et des lésions cérébrales.

Les lésions vasculaires ont également un grand rôle dans

la syphilis cérébrale. Ce sont, dit Fournier, des lésions périvasculaires et des lésions des vaisseaux proprement dits. Les premières, suivant cet auteur, sont produites par compression: « Car les infiltrats scléreux affectent souvent, par rapport au système circulatoire une disposition assez particulière. On les voit, en maintes occasions, se masser et fuser sous forme de traînées le long des artères cérébrales. Ils s'irradient et progressent de la sorte en suivant les vaisseaux, en les prenant pour support, en s'y attachant à la façon du lierre autour d'un tronc d'arbre. »

Nous avons montré dans la moelle cette progression des lésions autour des vaisseaux, nous avons fait voir qu'elles ont lieu dans les espaces lymphatiques qui les entourent et dans tout le tissu conjonctif qui n'est qu'un réseau lymphatique ; les lésions des artérioles sont des artérites scléreuses. Quelquefois dans la syphilis cérébrale les artères d'un assez gros calibre sont intéressées; dans la moelle, nous n'avons pas vu signalé ce fait et nous n'avons pas constaté d'artérite gommeuse ainsi que le fait a été signalé dans le cerveau.

Les lésions du parenchyme nerveux dans le cerveau sont également constituées soit par l'encéphalite hyperplasique ou scléreuse, laquelle est généralement mal limitée, diffuse, soit par la forme gommeuse qui est plus rare et souvent difficile à distinguer du tubercule cérébral. Enfin, il faut signaler en dernier lieu dans la syphilis cérébrale un ordre de lésions qui ne relève plus directement de la syphilis et est constitué par des altérations secondaires. Ces lésions sont formées par l'irritation, l'inflammation consécutive à une altération primitive.

Dans la moelle, à cause de la vascularisation un peu différente de celle du cerveau, il y a moins de réaction, mais les altérations secondaires par dégénérescence ne sont malheureusement que trop fréquentes.

En résumé, on voit combien sont analogues les lésions de la syphilis médullaire et cérébrale.

SYMPTOMES

Comme nous l'avons déjà dit, les myélites syphilitiques ne se traduisent par aucun symptôme spécial : que la moelle soit impressionnée par la syphilis ou par une autre diathèse, les troubles fonctionnels seront les mêmes; aucun phénomène particulier propre à telle ou telle affection générale ne pourra se produire. C'est par l'ensemble des symptômes, par l'aspect général des phénomènes morbides que le cachet spécifique se reconnaîtra. Or, dans les affections spinales syphilitiques, ce qui est spécial, c'est l'irrégularité, la diffusion des symptômes, l'irrégularité des localisations, caractère qui découle naturellement des particularités anatomiques de la syphilis médullaire. Presque tous les auteurs ont signalé ce fait. Russel, en rapportant trois observations de syphilis nerveuse, écrit ce qui suit. « Il y a des raisons de croire que le virus syphilitique existait dans ces trois cas, et l'irrégularité des troubles nerveux est, d'une manière frappante, conforme aux caractères particuliers des localisations nerveuses de la syphilis. Elles ne sont semblables à aucun des types classiques par la grande extension et l'irrégularité de distribution des lésions. » Broadbent exprime la même opinion en ces termes : « Ce n'est pas le fait de la syphilis de suivre dans sa progression un arrangement fonctionnel ou structural, ni de se confiner dans une aire vasculaire particulière. »

Mauriac, comme nous l'avons dit, doute de la nature syphilitique d'une myélite par le seul fait qu'elle est systématisée.

Cette diffusion des symptômes a été indiquée pour la syphilis cérébrale par Fournier, qui donne également comme caractère des lésions nerveuses de la syphilis le degré incomplet de la paralysie. Ce dernier caractère est moins constant et, dans bien des cas, la paraplégie devient absolue.

Une autre particularité qui nous a paru appartenir surtout aux myélites syphilitiques, ce sont les oscillations qu'elles présentent dans leur marche. Nous avons remarqué ce fait dans un grand nombre d'observations : améliorations rapides suivies de périodes d'aggravation non moins brusque, et cela sans cause appréciable.

Il en est de même des rechutes fréquentes ou plutôt des récidives qui surviennent à une époque plus ou moins rapprochée du moment de la guérison. Ces rechutes sont attribuées à la suspension du traitement, mais nous verrons que souvent elles sont survenues quand le malade a suivi la médication avec la plus scrupuleuse exactitude. Nous signalerons aussi comme un fait bien fréquent la précocité des troubles génitaux et urinaires qui précèdent souvent tous les autres symptômes. Mais n'anticipons pas; nous avons voulu, avant d'entrer dans l'étude des différentes variétés de myélites syphilitiques, donner les caractères généraux qui leur appartiennent en commun, et faire connaître l'allure qu'elles prennent le plus habituellement.

Passons maintenant à l'étude des symptômes; examinons d'abord les myélites diffuses, après quoi nous dirons quelques mots des myélites systématisées.

MYÉLITES DIFFUSES.

Elles peuvent se présenter sous plusieurs formes ; tantôt elles sont aiguës, tantôt chroniques ; elles revêtent le plus souvent la forme de myélites transverses. C'est là le mode habituel des accidents médullaires spécifiques.

MYÉLITES DIFFUSES AIGUES.

Forme peu fréquente. — S'observe à la période secondaire et à la période tertiaire. — Les myélites aiguës sont beaucoup plus rares que celles qui présentent une marche lente, chronique; ce qui se conçoit d'après la nature du processus anatomique. Aussi, on a nié leur existence dans la syphilis; cependant, quelques observations paraissent assez démonstratives. Ces formes de myélites s'observent à toutes les périodes de la syphilis et ne sont pas, comme on l'a prétendu, spéciales à la période secondaire. Le cas rapporté par Mollière dans les Annales de dermatologie a rapport à un homme qui avait eu un chancre induré quinze ans avant l'apparition des phénomènes de myélite auxquels il succomba. Dans le fait d'Homolle, la méningo-myélite survint deux ans après l'accident primitif, et au moins à la période de transition, car au moment où apparurent les troubles du côté du système nerveux, la malade venait d'être frappée d'iritis et présentait encore sur le corps une éruption papulo-squammeuse en corymbes. Le cas de paralysie ascendante signalé par Bayer s'est montré quatre ans après le chancre en même temps que des tumeurs gommeuses; et la forme analogue de myélite décrite par Chevalet est apparue huit ans après l'accident primitif. Il en est de même des malades observés par Folet, Richet et de plusieurs autres dont nous rapporterons l'histoire; chez une malade que nous avons vue tout dernièrement, la myélite survint cinq ans après la formation de larges ulcérations ecthymateuses, et prit la forme ascendante aiguë. La mort survint en moins de quinze jours. Nous ferons remarquer pourtant que dans d'autres cas on a vu des accidents de myélite aiguë apparaître à une période rapprochée du début de l'infection; si bien qu'on ne saurait donner de règles précises à cet égard. On peut cependant penser que la marche aiguë des symptômes médullaires est plutôt en rapport avec les phénomènes secondaires de la syphilis, puisqu'à cette époque l'activité de la diathèse est plus grande et que ses manifestations ont alors une allure moins traînante.

Le début de ces myélites aiguës est brusque; cette forme de début n'est pas spéciale aux accidents médullaires à marche rapide, mais on peut affimer que la paraplégie survient en général plus brusquement dans les formes aiguës des localisations spinales de la syphilis. Vialle rapporte l'observation d'un homme atteint de syphilis qui, le soir, après une course, éprouva de la difficulté pour uriner; deux heures après, il ne pouvait même plus se tenir sur les jambes. Knorre a vu une malade, ayant une syphilide papuleuse, se réveiller un matin avec une paraplégie complète. Zambaco, le Petit et Chevalet signalent des exemples de début presque aussi foudroyant. Le malade qui fait l'objet de l'observation I de Caizergues, à peine guéri de ses accidents secondaires, alors qu'il se croyait enfin délivré, ressent brusquement les atteintes de sa paraplégie, sans cause appréciable, sans excès d'aucun genre. Les premiers symptômes consistent habituellement dans les troubles du côté de la vessie. Les malades sont atteints d'une *rétention subite* d'urine, et bientôt, la vessie étant frappée de paralysie, la miction se fait par regorgement.

Mais le *rectum* n'est pas épargné, et la constipation survient en même temps que les accidents du côté de la vessie. Un autre phénomène également fréquent, c'est l'*impuissance*. Ce symptôme apparaît souvent le premier, et se trouve signalé dans beaucoup d'observations. Bientôt apparaît une *sensation de faiblesse* dans les membres inférieurs. Cette *paraplégie* d'abord légère ne tarde pas à s'accentuer et à devenir presque complète. En général, *inégalement marquée au début dans les deux membres*, plus prononcée dans une jambe que dans l'autre, elle fait de tels progrès qu'au bout de peu de temps le malade ne peut plus se soutenir. Elle est souvent accompagnée ou précédée de fourmillements dans les pieds, les jambes, le long de la colonne vertébrale, plus souvent d'une *sensation de froid* très pénible.

Quelquefois, avec cette sensation de froid, il existe des *douleurs très vives* dans la région lombaire avec irradiations qui se font tranversalement, sous forme de constriction, de douleurs en ceinture des plus pénibles. Ces phénomènes douloureux sont souvent de courte durée. Un caractère qui a été donné par quelques auteurs comme habituel dans les myélites de nature syphilitiques, c'est l'absence de troubles de la *sensibilité*. Comme nous le verrons plus tard, ce fait est souvent exact pour les accidents médullaires à forme chronique, mais il l'est beaucoup moins pour les myélites aiguës. En effet, nous trouvons qu'il y a eu *anesthésie* dans un certain nombre de cas. Lagneau note, avec l'existence d'une anesthésie complète, une paraplégie survenue brusquement chez un homme atteint de syphilis pustuleuse.

Le malade observé par Knorre se réveilla avec une paraplégie et une abolition de la sensibilité dans les membres inférieurs. Dans un autre exemple de myélite aiguë rapporté par Zambaco, on note une perte à peu près complète de la sensibilité. Moxon a noté également dans un cas une anesthésie absolue avec aualgésie.

Quelquefois les troubles de la sensibilité et du mouvement peuvent être limités à un membre ; on a les phénomènes de l'*hémiparaplégie* spinale décrite par Brown-Séquard. Du côté de la lésion existe une paralysie musculaire et vaso-motrice, avec chaleur et rougeur du membre correspondant et conservation de la sensibilité. Du côté opposé, la sensibilité est seule atteinte : c'est l'hémianesthésie spinale syphilitique de M. Charcot. La monoparaplégie aiguë peut dans quelques cas être produite par une gomme ou une exostose dont le développement rapide amène par compression l'apparition d'une myélite transverse unilatérale. Ces phénomènes s'observent surtout dans la syphilis ; il en est de même des troubles de la sensibilité qui accompagnent la paraplégie et qui surviennent sous forme de zone limitées.

Tels sont les symptômes par lesquels se manifestent au début les myélites syphilitiques aiguës. Dans certaines circonstances exceptionnelles, on a signalé des phénomènes généraux, tels que des vomissements et un léger état fébrile : ce sont des faits rares. Signalons aussi comme accompagnant ordinairement les troubles du côté du système nerveux d'autres manifestations syphilitiques, soit du côté de la peau, soit dans les organes profondément situés.

Marche. — Nous n'avons pas besoin de le dire, ces formes de myélites ont une allure rapide ; elles peuvent évoluer en quelques jours ou en deux ou trois semaines.

Quoi qu'il en soit, en peu de temps la paraplégie qui était incomplète devient absolue, le malade urine par regorgement, a de la constipation ou de l'incontinence des matières fécales, et bientôt des eschares apparaissent au sacrum ; habituellement l'état général n'est pas altéré, du moins dans ces formes rapides.

Dans ces conditions, sous l'influence d'un traitement spécifique ou spontanément, on voit quelquefois les symptômes s'amender ; les forces reviennent progressivement dans les membres malades, les troubles du côté de la vessie et des organes génitaux disparaissent après ceux de la motilité. Ou bien, après une légère amélioration, tous les symptômes reparaissent avec la même intensité ; il y a une rechute qui peut aboutir soit à un état stationnaire du mal, soit à la guérison.

La *guérison* complète se fait souvent attendre un certain temps ; dans des cas plus nombreux, le malade ne recouvre qu'incomplètement l'usage de ses membres. Ce sont là les formes de myélites les plus graves ; elles se terminent trop souvent malheureusement d'une façon funeste en dépit du traitement. La *mort* peut survenir soit à la suite des progrès rapides que font les eschares, comme dans l'observation rapportée par Zambaco, soit par la gravité des complications vésicales, comme cela eut lieu pour le malade de Le Petit, soit encore par la marche de la paralysie, qui prend la forme ascendante aiguë.

La paralysie ascendante aiguë est rare dans la syphilis ; cependant on en a signalé 2 cas et nous en avons observé un exemple. Déjérine et Goetz ont publié un fait de ce genre dans les Archives de physiologie ; ils ont vu la mort survenir le quatrième jour sans que le malade ait jamais présenté de troubles de la sensibilité. L'examen de la moelle n'a pas permis d'y constater de lésions. Un autre cas rapporté par Bayer s'est terminé par la guérison ; l'amélioration avait commencé à s'accentuer au bout d'une semaine environ. D'après Heubner, la paralysie ascendante aiguë se développe en général à un stade assez rapproché du début de la syphilis, dans la première année de l'infection, en même temps que les éruptions de la période secondaire. Elle apparaît sans prodromes, sans les phénomènes méningitiques des autres formes. Le début s'annonce par une paraplégie à marche rapidement envahissante, par des fourmillements et des frémissements dans les parties atteintes, mais sans perte bien marquée de la sensibilité. La paralysie s'étend très rapidement de bas en haut et devient très vite complète. La terminaison des paralysies ascendantes aiguës syphilitiques se fait par des phénomènes bullaires, les muscles de la répiration sont intéressés, et le malade succombe avec des accidents d'asphyxie : ou bien les phénomènes de myélite peuvent s'arrêter avant d'atteindre le bulbe ; la vie est alors emportée par les eschares, qui surviennent avec une rapidité effrayante.

Nous ne voulons pas insister sur ces formes de myélites qui ne constituent pas le type habituel de la syphilis médullaire ; mais avant de passer à l'étude des formes chroniques, nous rapportons les différentes observations de myélites aiguës que nous avons recueillies.

Obs. XVIII. — (Personnelle).

Syphilis datant de six ans. — Traces manifestes d'éruptions spécifiques. — Myélite ascendante aiguë. — Mort. — Autopsie. — Gomme de la moelle. — Artérite diffuse dans toute la hauteur de l'axe nerveux.

La nommée Fat..., âgée de 50 ans, entre à l'hôpital Tenon, dans le service de M. Rendu, le 18 juillet 1881. Cette femme s'est toujours bien portée jusqu'à ces cinq dernières années. Il y a cinq ans, elle a été prise de douleurs de tête et de sensation de pesanteur douloureuse dans les jambes ; peu de temps après elle avait sur la jambe droite une éruption qui a laissé des traces profondes et caractéristiques ; cette éruption, qui a été assez discrète, mais très marquée sur la jambe droite, paraît avoir été constituée par une syphilide pustulo-crustacée. Depuis cette époque, pas d'accidents.

Il y a quinze jours à peine que cette femme se sent malade. Elle a éprouvé de violentes douleurs dans les reins et surtout dans la tête; en même temps la marche est devenue très pénible à cause de la faiblesse des jambes.

Lorsqu'elle se présente à la consultation, amenée par son mari, elle peut à peine marcher, et n'exécute les mouvements qu'avec une grande lenteur. Quand on l'examine dans son lit, on constate que cette faiblesse des jambes est très marquée; dans les bras, elle est beaucoup moins prononcée.

Pas d'incontinence ni de rétention d'urine : légère constipation ; pas de fièvre ; réflexes tendineux diminués, pas d'anesthésie, plutôt de l'hyperesthésie. Céphalée très vive, douleur en ceinture.

Traitement. Frictions mercurielles ; 5 grammes d'iodure de potassium.

Le 20. Même état ; la faiblesse paraît plus marquée dans les bras que les jours précédents. Maux de tête plus violents.

Le 24. Les jambes sont devenues encore plus faibles : la malade ne peut plus se tenir debout, la paralysie dans les membres supérieurs a augmenté. Pas d'anesthésie. Pas de troubles du côté de la vessie ni du rectum.

Le 26. Aggravation des symptômes; la paralysie remonte graduellement malgré le traitement; la malade commence à être très gênée pour respirer, bien qu'on ne trouve presque rien dans les poumons.

Le 27. La myélite a gagné le bulbe, la malade étouffe, les moindres mouvements qu'on lui imprime augmentent l'anxiété respiratoire, cyanose des lèvres et des extrémités, langue sèche. Dans le courant de la journée, l'asphyxie fait de rapides progrès, et la mort survient vers trois heures de l'après-midi.

Autopsie. A l'ouverture du canal rachidien, aucune exostose, aucune déformation sur les vertèbres ; pas de compression médullaire.

A l'œil nu, les méninges rachidiennes paraissent congestionnées. Ouvertes par la partie postérieure, ces membranes ne sont pas adhérentes. Mais on constate sur la pie-mère et sur l'arachnoïde un exsudat très apparent, et inégalement marqué dans les différentes parties des méninges ; c'est au niveau des régions dorsale inférieure et lombaire que cet exsudat est le plus abondant; il atteint une grande épaisseur, et un aspect très louche à la partie moyenne de la région dorsale. En ce point, on constate une petite tumeur indépendante des méninges, développée sur la moelle même, et faisant saillie à gauche. Elle a une consistance molle, le volume d'un gros pois et une forme régulièrement arrondie.

Nous avons évidemment sous les yeux une gomme médullaire. De plus, en examinant la consistance de la moelle dans ses différentes parties, on trouve que cette consistance est très augmentée à la région dorsale et lombaire ; la moelle est certainement sclérosée.

A la partie antérieure de l'axe nerveux, mêmes altérations des méninges qu'à la partie postérieure ; même aspect louche des méninges, mais l'exsudat est moins développé ; l'injection vasculaire est un peu plus prononcée qu'à la région postérieure.

A la coupe, la moelle paraît saine, de consistance normale dans la portion supérieure, mais dans la région dorsale, le tissu est plus ferme, a un aspect plus blanc que partout ailleurs, la surface de la coupe est comme nacrée.

Cerveau sain, à part un peu de congestion des méninges ; pas d'exsudat ; à la coupe, on ne constate aucune tumeur, aucune lésion.

Les autres organes sont sains. Au microscope, on constate dans toute la hauteur de la moelle de l'artérite, avec prolifération nucléaire tout autour des vaisseaux dont les parois sont très épaissies. Atrophie de quelques cellules des cornes antérieures.

Réflexion. — Dans ce cas évidemment les lésions sont complexes. Les symptômes observés chez cette femme ne pouvaient pas faire soupçonner l'existence d'une gomme ; il est probable que cette tumeur peu volumineuse du reste ne comprenait pas la moelle, et qu'elle s'était développée à la périphérie sans donner lieu à des symptômes apparents lorsque tout-à-coup survint une myélite ascendante aiguë qui emporta rapidement la malade.

Obs. XIX. — (Zambaco).

Syphilis constitutionnelle. — Testicules syphilitiques. — Paraplégie à marche aiguë. — Mort. — Autopsie. — Absence de lésions.

S..., 28 ans, domestique, a fait dans le service de M. Gosselin un premier séjour, du 17 mai au 20 juin 1856, pour un double sarcocèle syphilitique, qui a cédé à l'administration de l'iodure de potassium.

A sa sortie de l'hôpital, il a repris ses occupations au collège Sainte-Barbe et s'est très bien porté jusqu'au 24 juillet. Ce jour-là, en se couchant, il a senti pour la première fois des fourmillements aux jambes; le 25, ces fourmillements ont persisté; à 11 heures du matin, il se trouve dans l'impossibilité d'uriner. Cette dysurie persiste jusqu'au soir.

Le 26. Il peut encore se lever, mais ses jambes sont plus faibles, et il urine involontairement.

Le 27. Impossibilité de marcher. Dans la soirée, le mouvement est tout à fait aboli dans les jambes.

Le 28. Il entre à Cochin, dans le service de M. Gosselin, où l'on constate dans les membres inférieurs une perte presque complète de la sensibilité et de la motilité. Emission involontaire des urines. Facultés intellectuelles intactes. Iodure de potassium, à faible dose 0,60 centigrammes). Les jours suivants, persistance des mêmes symptômes. Selles involontaires.

7 août. Eschares au sacrum, à marche rapide.

Le 24. Symptômes d'infection purulente. Frissons, affaiblissement, coma. Mort le 26 août.

A *l'autopsie*, après l'ouverture du canal rachidien on ne constate aucune tumeur; après l'incision de la dure-mère, on trouve la moelle saine.

Obs. XX. — (Zambaco).

Syphilis constitutionnelle. — Paraplégie. — Mort. — Autopsie : Absence de lésions anatomiques.

R... 58 ans, journalier, entre le 2 juin 1857, dans le service de M. Gosselin. Ce malade fait remonter à quatorze mois le début de la syphilis. Il a eu à cette époque un chancre du fourreau de la verge, qui a mis qrois mois à se cicatriser. Eruption cutanée peu de temps après, latuelle a laissé des traces qui persistent encore aujourd'hui.

Depuis le mois de février cette éruption a reparu sous forme de boutons très nombreux. Depuis six semaines, le malade éprouve une grande difficulté pour uriner, à laquelle de l'incontinence a succédé. Jusqu'à cette époque, les membres inférieurs sont restés intacts ; c'est seulement le 24 mai 1857 qu'il a ressenti un engourdissement dans les jambes. Le lendemain, pourtant, il a continué son travail, mais le soir, il s'est trouvé faible sur ses jambes. Depuis cette époque, le mal a fait des progrès rapides.

3 juin. On constate, outre les cicatrices précédentes, une éruption papuleuse cuivrée. Induration du testicule droit ; soubresauts convulsifs à droite.

Sensibilité intacte. Liqueur Van Swieten. Cautères.

1er juillet. Eschares rapides, frissons. Mort le 6.

A *l'autopsie*, absence de lésions anatomiques.

Obs. XXI. — (Knorre).

Paraplégie aiguë. — Début brusque chez un homme non traité.

X..., âgé de 20 ans, eut, il y a trois mois, un chancre du prépuce, suivi bientôt de boutons dans la tête, avec alopécie, adénite inguinale et cervicale indolente, et éruption de syphilis papuleuse. Il ne fit aucun traitement.

Un matin, il se réveilla, atteint de paraplégie, avec abolition de la sensibilité dans les membres inférieurs ; paralysie complète de la vessie et du rectum. La syphilis paraissant la seule cause admissible des accidents, on institua un traitement spécifique, et on fit appliquer quelques ventouses dans le dos. Tous les accidents s'amendèrent, et en quelques semaines la guérison fut complète. Trois ans après, le malade accusa dans la jambe gauche de la faiblesse qui disparut en peu de temps sous l'influence de l'iodure de potassium.

Obs. XXII. — (Vialle).

V... (François), 36 ans, gantier, est entré le 14 juin 1875 dans le service de M. Richet ; il a eu un chancre accompagné d'engorgement ganglionnaire indolent, il y a deux ans. Ce chancre fut peu après suivi d'une syphilide, dont le malade porte encore des traces. Il prétend n'avoir jamais eu de plaques muqueuses.

Il y a cinq mois, iritis qui guérit par un traitement spécifique. Deux mois après, quelques jours seulement avant son entrée à l'hôpital, V..., après s'être promené toute la journée, ressentit une gène légère pour uriner. Le soir, il se mit au lit. Deux heures après, en voulant se lever, il s'aperçut que ses jambes refusaient d'obéir à sa volonté, et qu'il lui était impossible d'exécuter les moindres mouvements avec ses membres inférieurs.

Le lendemain matin, les jambes étaient toujours dans le même état ; sa vessie était distendue par l'urine. Cathétérisme nécessaire. Vomissements. Il entre alors à l'hôpital, où on institue un traitement antisyphilitique.

Etat actuel, (25 juillet). On ne trouve rien d'anormal à l'exploration de la colonne vertébrale.

Impuissance motrice complète. Station debout impossible. Pas d'anesthésie; seulement les parties paralysées sont le siège d'une sensation de froid, et de fourmillements qui, parfois gênent beaucoup le malade. Les douleurs vives qui existaient il y a quelques jours ont disparu. Eschare au sacrum en voie de guérison. Impuissance virile complète.

Le malade sent couler ses urines. Alternatives de constipation et de diarrhée. Il ne sent pas passer les matières fécales. Intelligence parfaite.

Obs. XXIII. — (Lagneau).

Homme de 35 ans, ayant eu, il y a huit ans, un chancre non traité, suivi de pustules d'ecthyma ; douleurs nocturnes dans les jambes, puis, paraplégie survenue brusquement avec anesthésie ; paralysie de la vessie et du rectum. Guérison rapide par le traitement mercuriel.

Obs. XXIV. — (Ann. de dermatologie, t. III, p. 230).

Syphilis constitutionnelle. — Accidents secondaires et tertiaires graves. — Paraplégie coïncidant avec des accidents tertiaires cutanés. — Mort. — Autopsie.

Hyppolite C..., colporteur, 41 ans, entre le 3 juillet, à l'hôpital de la Croix-Rousse, dans le service de M. Gignoux.

Il y a quinze ans, cet homme eut un chancre induré à la verge, suivi d'accidents constitutionnels les mieux caractérisés. Tumeur gommeuse au niveau de la tête du radius et du péroné; éruptions cutanées multiples. Maux de gorge.

Actuellement large plaque pustulo-crustacée sur la paroi abdominale antérieure, épididyme. Malgré ces accidents, le malade jouit d'un embonpoint considérable. Iodure de potassium et proto-iodure de mercure.

Le 7. Rétention des urines : on sonde le malade.

Le 8. Affaiblissement des membres inférieurs.

Constipation opiniâtre, hémorrhoïdes très douloureuses et difficiles à réduire.

Le 17. Emission involontaire de matières fécales et des urines.

Le 18. Accidents de la plus grande gravité : fièvre intense, délire, soubresauts des tendons. (Iodure de potassium, sulfate de quinine.)

Paraplégie presque complète, avec hyperesthésie dans la jambe gauche. Le soir : pouls imperceptible,120 pulsations ; t. 38,6 ; urines purulentes et fétides ; délire.

Le 19. Le délire reparaît la nuit suivante, et la mort survient le 20.

Autopsie. — Le canal rachidien est ouvert dans la partie inférieure ; il s'écoule une grande quantité de sang provenant soit des tissus osseux, soit des méninges très congestionnées.

Sur la moelle : hyperémie très marquée ; artère médiane postérieure gorgée de sang ; de gros vaisseaux avec hyperémie serpentent à droite et à gauche, mais principalement à gauche ; les substances blanches et grises sont également très hyperémiées.

Foie normal. Le rein gauche présente des tâches blanchâtres, dirigées dans le sens des pyramides. Dans tout le reste de l'organe, on rencontre de petits points blancs de la grosseur d'une tête d'épingle, qui, examinés au microscope, con-stituent des leucocytes et des débris épithéliaux.

Obs. XXV. — (Caizergues) (résumée).

S. M..., jeune homme de 23 ans. Il va à Paris faire ses études de droit, et y mène une vie très irrégulière. Au mois de janvier 1867, il contracta un chancre dur, unique, dans la gouttière balano-préputiale, avec pléiade inguinale non suppurée. Surviennent ensuite des maux de gorge, une roséole très légère et des plaques muqueuses qui cèdent au traitement mercuriel. Il se croit guéri et se livre à des excès génésiques. Trois mois après la disparition de tous les accidents, survient, en décembre 1868, une douleur très vive dans les lombes.

En trois ou quatre jours, la jambe droite se paralyse entièrement. La jambe gauche est intacte.

Le traitement mixte est institué huit jours après le début. Au bout de six jours, l'amélioration se fait sentir, et les soubresauts des jambes disparaissent. Deux semaines plus tard, toute trace de monoparaplégie est supprimée. Le malade quitte alors Paris pour regagner Montargis où il achève de se rétablir. De retour à Paris au bout de six mois, il n'éprouve aucune faiblesse des membres inférieurs et reprend son ancien genre de vie. Il mourut deux ans plus tard de phthisie galopante.

Obs. XXVI. — (William Moore. Dublin. quart. Journal).

Syphilis suivie de névralgie cervicale et paraplégie. — Guérison par l'iodure de potassium.

Michaël R..., 36 ans, entre le 6 octobre 1864 à Mercer's hospital. Il est fort et bien portant; l'hérédité est muette; il a fait des excès alcooliques et s'est exposé au froid. Il a eu la syphilis il y a six ans, et s'est traité lui-même par du mercure. Depuis lors, il n'est pas bien portant; il a eu du mal de gorge et des douleurs rhumatoïdes.

Dans la nuit du 27 septembre, il eut de crampes douloureuses dans la jambe droite. Le jour suivant, il fut impuissant à la mouvoir, et un sentiment d'engourdissement envahit ses deux jambes paralysées. A son entrée : anémie, douleur en ceinture au niveau de l'épigastre. Grande difficulté pour émettre les urines; impossibilité de se tourner tout seul dans son lit. Appétit et sommeil ordinaires. On prescrit : 5 grains d'iodure de potassium, un seizième de grain de strichnine et l'électrisation de la colonne. A la fin du mois, il pouvait faire le tour de son lit, et, dix jours plus tard, on le renvoyait guéri.

Obs. XXVII. — (Déjérine et Goetz. Arch. phys., 1876).

Paralysie ascendante suraiguë.

Il s'agit d'un homme syphilitique, âgé de 45 ans, qui entre avec des douleurs ostéocopes dans les membres.

Le lendemain de son arrivée, fourmillements dans les membres, et fièvre.

31 janvier. Paralysie de la vessie, douleurs intenses.

1er février. Paraplégie complète, sans exagération des réflexes; sensibilité intacte aux membres inférieurs qui sont le siège d'une sensation subjective de froid.

Diminution dans la force des membres supérieurs.

Le 2. Paralysie des extrémités supérieures; incontinence d'urine.

Le 3. Angoisse; cyanose; 30° Réaumur, 105 pulsations.

Mort, le soir.

Autopsie. — Moelle épinière intacte à l'œil nu, comme à l'œil aidé du microscope. Le bulbe n'est pas examiné; une racine antérieure des nerfs cervicaux a semblé atrophiée. On n'a noté, pendant ce drame rapide, ni trouble trophique, ni trouble sensitif.

Obs. XXVIII. — (O. Bayer).

(Journal central de Dublin, analysé dans le Bulletin de thérap., 1869).

Un officier de 35 ans est soumis à l'observation le 5 mai 1867. Il a eu, en 1863, un chancre; cinq mois après, une angine, guérie en quelques semaines; l'année suivante, un exanthème papulo-pustuleux; deux ans après, un mal de gorge guéri par les pilules mercurielles.

En 1866, raideur à la nuque. Apparition, au niveau de la dernière cervicale d'une tumeur rénitente, qui ne disparut qu'en mai 1867. En décembre, tumeur au niveau de la suture fronto-pariétale.

Le 5 mai 1867. Difficulté de mouvoir les jambes.

Le lendemain, paraplégie qui se complète les jours suivants; miction difficile; constipation; ascension aux membres supérieurs; ni crampes, ni hyperesthésie.

Le 17. Mouvements restreints aux membres supérieurs. Impossibilité de lever les jambes, surtout à droite; sensibilité moins affaiblie à gauche qu'à droite.

Onctions mercurielles à 4 grammes; puis 4 grammes d'iodure de potassium par jour; électrisation.

Après une semaine et demie, la rétrocession commence par le retour de la sensibilité, puis de la motilité dans le gros orteil; diminution des tumeurs crâniennes. La paraplégie des jambes et des bras diminue; la miction se rétablit.

Le 10 juin. Il peut marcher tout seul.

Le 21. Il se lève et sort. Il n'y a pas eu de récidive.

MYÉLITES DIFFUSES CHRONIQUES

Nous ferons rentrer dans ce chapitre les myélites subaiguës qu'il est inutile de décrire à part. En effet, que la maladie dure un mois ou se prolonge pendant plusieurs, le tableau clinique n'est nullement modifié.

Fréquence. — Cette forme de myélite constitue le plus grand nombre des localisations spinales de la syphilis. Cela se conçoit par la considération du mode suivant lequel se produisent les lésions médullaires. Caizergue pense que l'étude de cette forme de myélites est moins nette que celle des inflammations médullaires aiguës; ce qui tient, dit-il, à ce qu'elles résistent davantage au traitement. Mais nous pensons, au contraire, que les exemples de mort sont plus nombreux dans les inflammations aiguës. Julliard reconnaît la grande fréquence de cette forme ; ce sont, suivant lui, les myélites à marche subaiguë, presque chronique, dont l'évolution dure plusieurs mois, qui constituent la grande majorité des manifestations spinales de la syphilis.

Quant à la période de la diathèse à laquelle elles se montrent de préférence, on peut la fixer à l'époque des accidents de transition; mais il n'y a rien d'absolu dans le fait, car elles apparaissent souvent beaucoup plus tôt, avec les accidents secondaires, d'autres fois à une époque très tardive, lorsque des accidents tertiaires multiples se sont déjà montrés depuis longtemps.

Formes. — Les myélites diffuses chroniques syphilitiques peuvent revêtir toutes les formes que présentent les inflammations non spécifiques de la moelle. Cependant, elles se présentent habituellement sous l'aspect de myélites transverses.

Modes de début. — Le plus souvent les accidetsn surviennent lentement; pourtant on les voit quelquefois même dans les formes chroniques apparaître avec la plus grande brusquerie. Nous avons observé quelques exemples dece genre. Chez une femme qui a succombé cette année dans le service de M. Rendu, aux progrès d'une myélite transverse chronique, nous avons vu la paraplégie se développer brusquement en une nuit. Le lendemain matin la malade était dans l'impossibilité de se tenir sur les jambes. Nous ajouterons que cette femme avait depuis quelque temps une éruption des plus caractéristiques constituée par une syphilide pustulo-crustacée, et que quinze jours avant le début de la paraplégie, elle avait eu une perte de connaissance, laquelle n'avait donné lieu à aucun accident consécutif. Une autre malade, observée par M. Rendu, est restée tout à coup vingt-quatre heures sans pouvoir uriner; elle ressentit en même temps une grande faiblesse dans la jambe gauche.

Nous pourrions rapporter d'autres faits du même genre, mais nous ferons remarquer que ce n'est pas pour les myélites chroniques la façon habituelle de débuter.

En effet, leur début est ordinairement lent; elles s'établissent insensiblement. «De même que la myélite simple, celle qui procède de la syphilis, s'empare des malades d'une manière insidieuse. Des douleurs légères, vagues, des tiraillements dans les membres, des sensations passagères de chaud et de froid, des picotements, des fourmillements ou de l'engourdissement, tels sont ordinairement les signes qui ouvrent la marche dans les irritations de la moelle.» (Rosenthal.) Pour Grasset, il y a une première période d'excitation : douleur de genre et de siège variés, et en même temps sensations anormales de fourmillements et d'engourdissements ; raideur jusqu'à la contracture dans quelques groupes musculaires, crampes douloureuses. Ce stade prodromique peut, dit-il, durer des semaines et même des mois avec des phénomènes de paralysie plus ou moins entremêlés. Lancereaux note, comme un des symptômes les plus importants de la période initiale, la rachialgie parfois plus intense la nuit, et des sensations diverses de froid ou d'engourdissement qui ont pour siège les extrémités.

Ces sensations de froid et d'engourdissement, ces phénomènes de douleurs vagues sont certainement fréquents au début des myélites chroniques syphilitiques, mais ils apparaissent souvent après un signe qui manque rarement : nous voulons parler des troubles génito-urinaires. En effet, c'est surtout dans ces sortes de myélites que ces troubles se font remarquer par leur fréquence, et par le temps souvent fort long pendant lequel ils persistent isolément avant l'apparition des symptômes de faiblesse dans les membres inférieurs.

La perte du sens génital et les troubles de la miction peuvent apparaître simultanément ; quoi qu'il en soit, l'impuissance se montre le plus souvent graduellement ; les érections deviennent incomplètes, et le coït est bientôt impossible. Ce fait, nous le constatons dans beaucoup d'observations. Ainsi, dans l'une de celles que nous rapportons plus loin, le malade constata d'une façon amère, que malgré son jeune âge, tout rapport sexuel lui devenait impossible. Il chercha par toutes sortes d'excitations à lutter contre cette impuissance qu'il ne croyait que temporaire ; ce fut en vain ; il dut se résigner. Un an seulement après l'apparition de cette impuissance, il sentit tout à coup, en se levant, une grande faiblesse des jambes. Zambaco rapporte plusieurs observations où ces troubles sont nettement indiqués.

Dans le fait publié par Gallard, en 1874, les érections cessèrent d'abord complètement, puis les membres inférieurs se paralysèrent, et des douleurs en ceinture commencèrent à se faire sentir.

Ces phénomènes du côté des organes génitaux peuvent donc se montrer bien longtemps avant l'apparition de la paralysie, quelquefois plusieurs mois avant que le malade ne ressente aucune faiblesse dans les membres inférieurs.

Troubles de la miction. — En tout cas, les troubles urinaires ne sont pas moins communs et moins précoces. Au début, ils sont constitués par de la dysurie; le malade éprouve subitement les plus grandes difficultés pour uriner, quelquefois même il lui est impossible de vider sa vessie. Mais cette dysurie est presque toujours de courte durée, et se trouve remplacée par de l'incontinence des urines; la vessie se vide par regorgement. Ces troubles de la miction apparaissent quelquefois brusquement; ainsi chez un malade dont nous avons rapporté l'observation, la dysurie fut le premier phénomène de la myélite. Le soir en rentrant chez lui, après une longue course, il se trouva dans l'impossibilité absolue d'uriner; cette dysurie persista seulement pendant un jour, et c'est alors que survint l'incontinence. Le malade observé par Bastard eut pendant deux jours de la dysurie, le troisième la miction fut impossible.

Dans une des observations de Philipson on constate que le malade est atteint d'abord d'incontinence d'urine et des matières fécales; au bout de quelque temps, l'incontinence fait place à une rétention assez absolue pour nécessiter le cathétérisme pendant plus d'un mois ; mais l'incontinence des matières fécales a persisté au même degré que les premiers jours. Nous ne voulons pas citer plus d'exemple : on pourra par la lecture des observations se convaincre de la fréquence des troubles génito-urinaires.

La paralysie du rectum accompagne en général les troubles du côté de la vessie, mais ce symptôme au début attire moins l'attention du malade, car la gêne qui en résulte est moins immédiate.

Peu de temps après l'apparition de ces phénomènes ou après un intervalle plus ou moins long, se montrent d'autres troubles non moins pénibles. Ce sont des *sensations de froid ou d'engourdissement* des membres inférieurs. Ces sensations sont quelquefois limitées à une jambe, quelquefois elles se font sentir seulement à l'extrémité des cordons nerveux ; les engourdissements, d'abord intermittents et peu accentués, deviennent bientôt plus persistants et plus marqués. D'autres fois les malades ressentent des *fourmillements* qui parcourent les deux jambes dans toute leur étendue, ou une constriction au tour de la taille.

Enfin des phénomènes véritablement douloureux marquent souvent le début de ces myélites. La douleur a son point maximum au niveau du rachis, et principalement vers la région lombaire. Elle peut quelquefois acquérir une grande acuité, mais elle est rarement aussi vive que dans l'ataxie. Cette rachialgie a des irradiations dans les membres inférieurs, ou bien elle s'étend en ceinture ; d'après quelques auteurs, elle serait plus vive la nuit ; quelquefois elle est exaspérée par la pression, et on constate au niveau des nerfs qui émargent du renflement lombaire des zones d'hyperesthésie douloureuse. Dans certaines circonstance, au lieu d'avoir leur point de départ dans la région vertébrale, les douleurs peuvent débuter par les extrémités. C'est ce que nous voyons dans une observation de Lancereaux. Le malade, qui venait à pied de Saint-Maur à Paris, éprouva dans le pied gauche une douleur avec picotements et fourmillements. Cette sensation gagna en peu de temps l'autre pied, et dès lors les mouvements devinrent incertains et incoordonnés.

Les douleurs, les fourmillements, les sensations de froid peuvent faire complètement défaut, et une simple lassitude précède seule l'apparition de la paralysie dans les membres inférieurs. Enfin celle-ci s'établit quelquefois sans avoir été précédée par aucun phénomène anormal ; le malade s'aperçoit que ses jambes fléchissent, qu'il a de la peine à se soutenir; souvent ses jambes se croisent dans la marche, ce qui détermine des faux pas ou des chutes. Dans l'observation XXXIII de l'ouvrage de Zambaco, la paraplégie a été le premier symptôme du début; les jambes ont commencé d'abord à mollir, les pieds battaient le sol à tout moment, à chaque instant le malade faisait des faux pas déterminés par l'entre-croisement des jambes ; peu à peu survinrent une sensation de ceinture abdominale rigide, puis de la difficulté pour la miction remplacée bientôt par de l'incontinence. Dans ce cas, les accidents se sont montrés en suivant un ordre inverse à celui qu'ils affectent habituellement.

Tels sont les phénomènes de début des myélites chroniques diffuses spécifiques.

Marche. — Habituellement les symptômes se développent lentement; les troubles du côté de la vessie et du rectum deviennent plus prononcés, l'incontinence des urines est presque constante, les selles sont involontaires; en même temps la faiblesse devient de plus en plus grande dans les jambes ; le malade bientôt ne peut plus se tenir debout. Souvent la paralysie qui était limitée à un membre atteint celui du côté opposé ; car il assez rare que les deux jambes soient également prises. Quelques auteurs prétendent que la paraplégie n'est jamais absolue dans les myélites syphilitiques ; mais dans bien des cas, le contraire a lieu, et nous avons vu des malades ne pouvoir même pas soulever la jambe au-dessus du lit. Dans une observation de Lancereaux, on constate que le malade était atteint d'une paraplégie absolue ; Houttet dit que, dans le fait qu'il a observé, les deux membres inférieurs, parcourus par des douleurs vives, étaient incapables d'exécuter des mouvements. Chez le malade de Landry, il y avait paralysie complète des quatre membre ; il en est de même dans un certain nombre d'observations : ainsi il est plus juste de dire que la paraplégie est souvent incomplète, mais peut dans certain cas devenir absolue. Ce qui est plus remarquable, c'est l'irrégularité des troubles moteurs ; les membres inférieurs sont pris d'une façon très inégale. Le malade de Winge a éprouvé d'abord dans la jambe gauche de la parésie et de l'anesthésie qui ont commencé par le pied : c'est plus tard que la jambe droite a été prise. Dans le cas étudié par Charcot et Gombault, le membre gauche seul est atteint de paralysie, le droit est anesthésié.

Il existe quelques cas de myélites de ce genre avec hémiparaplégie du côté de la lésion et hémianesthésie croisée ; mais ces faits sont peu communs. La paralysie reste habituellement limitée aux membres inférieurs ; quelquefois pourtant elle remonte et atteint les bras. En tout cas il est rare qu'elle soit complète dans les membres supérieurs ; ils ne sont ordinairement que parésiés.

Enfin dans certains faits peu nombreux on a observé des formes de paralysie ascendante à marche lente; nous en avons vu un exemple à l'hôpital Saint-Louis, dans le service de M. Lailler, chez un homme qui était entré avec des accidents de syphilis tertiaire des plus nets. Pendant le traitement et sous nos yeux, la paralysie est apparue; d'abord limitée à une jambe, elle a envahi peu à peu l'autre membre inférieur, s'est accompagnée de rentention persistante des urines et des matières fécales; malgré la médication la plus énergique, elle a atteint les deux bras, et le malade a succombé lorsque le bulbe a été atteint (obs. XXIX).

La paralysie du mouvement évolue habituellement sans être accompagnée de troubles de la sensibilité. Car, nous l'avons dit, on a fait de l'absence de l'anesthésie un des caractères des myélites syphilitiques; sans mettre d'exagération, on peut dire que, dans bien des cas, l'intégrité de la sensibilité contraste avec l'intensité des lésions motrices.

Lorsqu'on observe de l'anesthésie, celle-ci est souvent irrégulière dans les localisations; rarement elle est absolue. Le fait signalé par Winge est remarquable par la localisation de l'anesthésie et de la paralysie dans le membre inférieur gauche; la jambe droite n'a été prise que plus tard. Chez le malade observé par Charles Bernard, la localisation des troubles de la sensibilité était singulière; il y avait une zone d'anesthésie et d'analgésie de la peau limitée entre la 6e et la 8e côtes gauches. Allain a noté chez un malade atteint de paraplégie syphilitique une anesthésie complète des membres inférieurs; la sensibilité était éteinte jusqu'à l'ombilic. Zambaco (obs. XXXIV) signale un fait analogue. Dans plusieurs des observations qui nous sont personnelles, nous avons constaté une anesthésie incomplète.

Ces exemples suffisent pour montrer que la sensibilité peut être troublée. « D'une façon générale, dit Julliard, le fait qu'on observe le plus souvent (après la conservation de la sensibilité) et qui est vraiment le plus remarquable, c'est la perversion de cette sensibilité dans ses différents modes. »

Quoi qu'il en soit, l'évolution des myélites chroniques syphilitiques est très variable dans sa durée ; habituellement la maladie marche avec lenteur et persiste pendant plusieurs mois sans présenter de changement notable.

Sous l'influence du traitement, on voit souvent les accidents s'amender progressivement, les troubles vésicaux disparaissent, la force revient peu à peu dans les jambes et la guérison, quelquefois complète, survient au bout de quelques mois. Mais le rétablissement ne s'obtient, dans bien des cas, qu'après un certain nombre de rechutes ; et c'est là encore un caractère assez spécial aux myélites spécifiques ; elles procèdent par oscillations ; leur marche est irrégulière. Quelquefois ce sont de véritables récidives qui peuvent survenir plusieurs années après la guérison. Dans l'observation rapportée par Knorre, la guérison était complète et durait depuis trois ans lorsque le malade fut repris de tous ses accidents. On attribue les reprises du mal à la cessation du traitement ; mais il peut récidiver indépendamment de toute cause appréciable. Dans l'ouvrage de Lancereaux, nous voyons un malade éprouver trois rechutes successives ; un autre malade, observé par Zambaco, eut aussi trois récidives à une année d'intervalle. Dans un grand nombre des observations, on pourra constater les alternatives d'amélioration et d'aggravation, de guérison et de rechutes. La guérison est tantôt complète, tantôt et plus souvent incomplète; les malades conservent de la faiblesse dans les membres inférieurs, surtout dans le membre pris le premier; ils traînent la jambe; l'impuissance persiste dans bien des cas. C'est là *la terminaison* la plus fréquente de ce genre de myélites, et cela malgré le traitement ou parce que celui-ci a été institué trop tard.

Les cas terminés par la mort sont certainement les moins fréquents; cette terminaison fatale est amenée soit par les troubles vésicaux, soit par les lésions du décubitus. Les eschares qui se forment au sacrum gagnent en étendue et en profondeur, elles déterminent des décollements profonds, une suppuration abondante et fétide, de la fièvre et un état d'épuisement et de collapsus dans lequel succombent les malades. Dans d'autres circonstances bien plus rares, c'est par la marche ascendante des lésions médullaires que la mort survient, déterminée par les accidents bulbaires.

OBS. XXIX. — (Personnelle).

Myélite diffuse, chronique, syphilitique, à marche ascendante. Mort. — Autopsie.

Le nommé L..., menuisier, âgé de 36 ans, entre le 21 juillet 1880 à l'hôpital Saint-Louis, dans le service de M. Lailler. Cet homme d'une constitution moyenne, a contracté la syphilis en 1860; il a été traité par des pilules de protoiodure. En 1869, à la suite d'un coup, dit-il, survint sur la partie antérieure de la jambe droite une ulcération qui s'étendit à presque tout le membre et laissa des cicatrices, visibles encore aujourd'hui, et paraissant succéder à des ulcérations spécifiques. Marié en 1873, il eut plusieurs enfants qui moururent au bout de quelques mois avec des boutons sur tout le corps. Son deuxième enfant, une fille, âgée de 3 ans, a également des plaques à la vulve, et est soignée actuellement dans notre salle des femmes. Depuis la guerre, le malade a toujours aux jambes quelques ulcérations recouvertes de croûtes. Etat général bon.

Etat actuel. — Les jambes sont couvertes de cicatrices et de pustules d'ecthyma spécifiques. Flaiblesse légère de la jambe gauche.

Traitement. — 1 gr. d'iodure de potassium ; bains sulfureux ; douche sur la jambe gauche.

12 août. Même état de faiblesse de la jambe gauche. Les ulcérations sont complètement guéries. — 4 gr. d'iodure de potassium ; 2 pilules de mercure.

Le 16. Même état de faiblesse de la jambe gauche. Conjonctivite produite par l'iodure. — 6 gr. d'iodure, puis 3 seulement.

Le 17. On suspend l'iodure.

Le 28. La conjonctivite est guérie. Même état de la jambe.

Le 30. Peu de changement. La jambe droite devient faible, et depuis quelques jours le malade sent ses jambes toujours froides.

3 septembre. Les mouvements dans la jambe droite se sont affaiblis tout à coup ; à gauche, ils sont conservés. La jambe droite est raide ; la sensibilité est à peu près intacte de deux côtés. La jambe droite est plus froide ; le réflexe tendineux ne paraît pas plus intense qu'à gauche. Le chatouillement plantaire donne des réflexes plus étendus à gauche qu'à droite. Absence de paralysie de la vessie. — Pointes de feu le long de la colonne vertébrale ; frictions mercurielles. Iodure de potassium

Le 11. Difficulté pour uriner. Hémiparaplégie très nette ; inertie presque complète de la jambe droite. Les mouvements des orteils sont à peu près abolis, à part ceux du gros orteil. Le malade ne peut plier la jambe. Sensibilité diminuée. Traces de trépidation épileptiforme provoquée par le redressement du gros orteil. Réflexes cutanés conservés ; réflexes tendineux exagérés des deux côtés. Le genou droit devient plus froid que le reste de la jambe. Commencement de douleur en ceinture. Stomatite. — Chlorate de potasse ; frictions.

Le 13. Cautères le long de la colonne vertébrale. Urines purulentes ; pas d'eschares.

Le 14. Résistance à la flexion et à l'extension un peu diminuée. L'anesthésie est passée du côté gauche.

8 octobre. La jambe paralysée paraît reprendre un peu de force ; la sensibilité a presque complètement reparu ; le malade peut soulever assez bien la jambe, au moins à 20 ou 30 centimètres au-dessus du lit, et fléchir la cuisse sur le tronc. Une heure après, l'influx nerveux est épuisé, car le malade ne peut plus ou à peine soulever la jambe.

Le 12. Bain électrique. On en donne deux ou trois au malade sans résultat.

Le 19. Raideur de la jambe ; contracture légère ; sensibilité presque intacte. On fait lever le malade, qui peut cependant se tenir sur la jambe faible, et remonter tout seul dans son lit. Il ne peut pas toutefois, lorsqu'il est couché, lever la jambe au-dessus du lit. — Application d'un fort aimant.

Le 21. On suspend l'usage de l'aimant qu'on appliquait trois heures par jour.

Le 24. Raideur encore plus marquée.

Le 25. Application de nouvelles pointes de feu sur la colonne vertébrale,

Le 29. La raideur augmente. Quelques fourmillements dans les mains. — Bains sulfureux.

14 novembre. Les pointes de feu et l'iodure de potassium que le malade prend depuis longtemps n'ont amené aucun résultat. Les mains sont de plus en plus faibles, surtout la main droite. Fourmillements, raideur très prononcée des jambes. On est obligé depuis quelques jours de sonder le malade qui urine par regorgement. — Frictions sur la colonne vertébrale avec de l'onguent mercuriel.

Le 18. Incontinence des matières fécales ; faiblesse de plus en plus marquée de la main droite.

Le 22. Même état. L'incontinence d'urine et des matières fécales continue. Diarrhée. Raideur de plus en plus prononcée. — On supprime l'iodure.

3 décembre. Le malade a vomi toute la nuit; il a par moment des crises avec contractures douloureuses dans les bras qui sont de plus en plus faibles. Les urines contiennent une grande quantité de pus.

Le 7. Il ne peut presque plus se servir de ses bras. Les jambes sont raides et ne peuvent être bougées ; de temps en temps elles sont agitées par de grandes secousses douloureuses. Vomissements. Grande difficulté pour la déglutition des solides.

Le 12. Depuis deux jours, accès d'étouffement ; ballonnement du ventre. Rien dans les poumons. (Potion d'éther, injection de morphine.) Crampes de plus en plus fréquentes.

Le 27. Depuis quelques jours, les mains sont un peu moins raides et un peu plus fortes; les étouffements moins prononcés. Amaigrissement très marqué des membres inférieurs qui sont toujours raides.

Les jours qui suivent, les symptômes reparaissent avec leur marche progressivement envahissante. Les troubles paralytiques se font sentir sur les muscles de la respiration. La myélite suit une marche ascendante ; le malade devient cyanosé, et vers la fin de janvier il succombe aux phénomènes de paralysie bulbaire.

Autopsie. — Les méninges sont épaissies par place, et très adhérentes. A l'œil nu, la moelle paraît saine et de consistance normale.

L'examen histologique n'a malheureusement pas été fait.

OBS. XXX (inédite). — (Communiquée par M. Rendu).

Syphilis datant de quatre ans. — Développement rapide d'une paraplégie, s'accompagnant des symptômes d'une myélite transverse. — Rétention d'urine — Cystite gangréneuse. — Péritonite par propagation. — Eschares au sacrum, — Mort. — Autopsie.

Le nommé V..., âgé de 25 ans, journalier, est entré le 19 octobre 1880 à l'hôpital Tenon, dans le service de M. Rendu. Ce malade a toujours eu une bonne santé ; pas d'antécédents de famille. Il y a quatre ans, il a eu un chancre, qui a été soigné, et cependant suivi, un an après, de plaques muqueuses à l'anus et d'une éruption pustulo-crustacée qui a duré quatre semaines. Il a été traité par le mercure et les bains sulfureux ; les accidents disparurent. Depuis lors, aucun accident jusqu'à ces quatre derniers mois. Il a eu de nouveau des plaques muqueuses à l'anus, avec céphalalgie nocturne.

Il y a six semaines, il était très bien portant, quand survinrent des douleurs en ceinture avec une céphalalgie qui l'empêchait de dormir. C'est alors qu'on lui mit successivement trois vésicatoires dont le premier a été posé il y a trois semaines.

A cette époque, à la suite d'une émotion très violente, il sentit ses jambes faiblir, et, quatre jours après, il était dans l'impossibilité absolue de marcher. C'est la jambe droite qui fut d'abord le plus frappée pendant huit jours. La jambe gauche pouvait encore supporter le malade ; actuellement, les membres inférieurs sont également pris.

Depuis douze jours, le malade ressent des douleurs lombaires peu intenses, mais qui ne disparaissent pas. Il y a huit jours, il a été pris d'une rétention d'urine qui a duré trois jours ; depuis cinq jours, il est atteint d'incontinence. Depuis huit ou dix jours, il ne peut aller à la selle sans lavement.

Etat actuel. — Le malade présente une paraplégie complète et absolue ; il ne peut remuer les jambes ; l'incontinence d'urine et la constipation persistent ; la sensibilité est entièrement abolie dans la moitié inférieure du corps, à partir de la région épigastrique en avant, et de la région lombaire en arrière. Cependant la sensibilité est un peu conservée sur la cuisse droite. Pas de douleur dans les membres inférieurs ; la douleur lombaire existe toujours.

Le malade a fait une chute sur les reins il y a deux mois ; il a souffert un peu pendant deux ou trois jours, mais sans se voir contraint d'interrompre son travail.

Mouvements réflexes conservés, surtout à droite, peu à gauche; ils sont exagérés à droite, et retentissent même sur le membre supérieur droit. Syphilides crustacées sur la jambe gauche; douleur à la pression lombaire au niveau des apophyses épineuses. (Potion avec 4 grammes d'iodure de potassium. Friction mercurielle.)

Céphalalgie nocturne; insomnie. Pointes de feu le long du rachis, vers la région lombaire.

Le 23. Les urines contiennent du sang et du pus. Injection vésicale avec de l'eau phéniquée au 1/1000e.

Le 24. Les urines sont moins chargées de sang et de pus; mais elles sont encore ammoniacales, et ont amené une ulcération sur les bords du méat urinaire. Œdème du prépuce. Cathétérisme très douloureux.

Pendant la nuit, le malade a ressenti des élancements dans la jambe droite, et des douleurs dans le talon.

Céphalalgie dans la journée d'hier, et au commencement de la nuit. Sensation de constriction autour de la ceinture, à l'épigastre.

Le 26. Les urines sont un peu moins chargées de sang et de pus. Le cathétérisme est douloureux. La sensibilité revient de plus en plus sur la cuisse droite. Tout le reste est encore insensible. Le malade a eu, la nuit, des élancements douloureux dans le talon et dans les orteils du pied droit. Il n'a pas été à la selle depuis onze jours. (Eau-de-vie allemande.)

Le 27. La sensibilité est plus marquée à droite et commence à revenir un peu à gauche. Le malade sent les chatouillements à la plante du pied droit; quelques mouvements réflexes plus marqués à gauche qu'à droite. Urine toujours purulente; vessie insensible; verge œdématiée et douloureuse.

Le 29. Même état.

Plus de douleurs en ceinture. Le malade, depuis qu'il a pris de l'eau-de-vie allemande, a de la diarrhée, avec incontinence des matières fécales. Même traitement. (Iodure de potassium, et frictions mercurielles.)

Le 31. La sensibilité est complètement revenue aux cuisses des deux côtés. Anesthésie complète sur la paroi abdominale; hyperesthésie douloureuse au creux épigastrique et à la ceinture. Diarrhée. De vastes eschares se détachent. Le malade est faible et amaigri.

4 novembre. La sensibilité est complètement revenue; le malade souffre beaucoup dans les jambes; les eschares fessières sont très douloureuses.

Le 11. L'état général est mauvais; peu de sommeil; On donne 1 gr. de chloral. Il y a un rétrécissement du canal uréthral qui rend le cathétérisme difficile. L'urine est très chargée; il sort même à la fin du pus presque pur avec grumeaux qui obturent la sonde.

Douleurs vives dans les genoux et aux fesses. Incontinence des matières fécales.

Le 13. L'eschare du sacrum s'étend en largeur et en profondeur. La face inférieure de la verge présente une coloration grisâtre, à tendance gangréneuse.

Le canal se laisse plus difficilement traverser par la sonde. Etat général, mauvais. Excavation des yeux; amaigrissement. Quelques douleurs dans les membres abdominaux.

Le 17. Les eschares superficielles du gland et du scrotum sont tombées; leur chute a été suivie d'une légère hémorrhagie. Le malade a uriné seul, hier, spontanément, mais, le matin, il est nécessaire de le sonder.

Le 19. Même état, même douleur pour uriner.

Depuis quatre ou cinq jours, il ressent des fourmillements dans les pieds et des douleurs lancinantes dans les jambes. Pas d'anesthésie. Injection de morphine pour calmer ses douleurs.

Le 20. Transpiration abondante le matin à la visite. L'état général est mauvais. Les douleurs sont toujours très vives malgré l'injection de morphine. Ventre tendu et ballonné.

Incontinence des matières fécales. Oppression légère. Pouls petit et faible. Les sueurs froides continuent dans la journée. Le malade s'affaiblit peu à peu; l'oppression augmente.

Facies pâle; extrémités froides; disparition du pouls. Ventre très ballonné; douleurs intenses. La mort survient à 9 heures du soir.

Autopsie. Canal rachidien : pas de lésions.

Dure-mère : Vascularisation assez abondante dans les régions cervicale inférieure et dorsale postérieure; rien à noter dans sa partie inférieure, sauf quelques exsudats plus prononcés vers la base du renflement lombaire, un peu au-dessus de la queue de cheval. Il n'y a pas d'adhérences avec les parties sous-jacentes.

Les racines postérieures ne paraissent pas injectées et ont un volume normal. La consistance de la moelle a diminué dans la région dorsale, au niveau de la 5e paire de nerfs, au-dessus du renflement lombaire. Sur la face antérieure, pas de phénomènes de ramollissement à l'œil nu. La moelle présente seulement un certain degré de vascularisation, mais peu prononcée. Rien à noter à la coupe, à la région cervicale, du moins à l'œil nu.

Région dorsale. Les cornes antérieures sont légèrement effacées et très vasculaires, surtout la gauche.

Ces lésions s'accentuent et s'étendent à la corne antérieure droite, surtout en descendant.

Vers la région dorsale moyenne, il existe un point de 0,01 de longueur, présentant une apparence brunâtre, jaunâtre, d'aspect puriforme.

A la région dorsale inférieure et à la région lombaire, les apparences de vascularisation sont plus prononcées, et la consistance de la moelle a diminué. Au renflement lombaire; la consistance redevient ferme, et il n'existe que de la vascularisation.

Toutefois, au niveau de ce renflement, la ligne de démarcation entre les deux substances est peu nette.

Les cornes postérieures sont bien visibles, tandis que les cornes antérieures sont un peu effacées.

Vessie. La vessie présente une plaque gangréneuse, noirâtre sur la face antérieure, avec adhérences au rectum et au péritoine, et une perforation; cause de la péritonite généralisée que présentait le malade. Cystite gangréneuse, avec exfoliation complète de la muqueuse, qui reste dans la vessie comme une poche isolée, incrustée de sels ammoniaco-magnésiens.

Canal de l'urèthre. Même lésion de la muqueuse qui, sans être exfoliée, est aussi incrustée de sels ammoniaco-magnésiens dans toute sa longueur.

Le rein, le foie et le poumon ne présentent aucune lésion.

L'examen de la moelle n'a pu être fait, le durcissement étant défectueux.

Obs. XXXI (inédite). — (Communiquée par M. Rendu.)

Syphilis. — Accidents précoces. — Pseudo-paraplégie des membres abdominaux.

La nommée H..., âgée de 28 ans, chemisière, est entrée le 8 mai 1880, à l'hopital Tenon, dans le service de M. Rendu. Son mari est atteint de syphilis.

Elle a eu cinq accouchements. Le premier, il y a sept ans (fausse couche de trois mois). Le deuxième, il y a six ans (accouchement normal, enfant vivant). Le troisième, il y a cinq ans (enfant vivant, bien portant). Le quatrième, il y a trois ans (enfant mort à l'âge de 9 mois). Le cinquième, il y a un an (enfant mort à l'âge de 3 mois). A l'âge de 10 ans, elle eut la fièvre typhoïde. Il y a un an, elle avait des plaques muqueuses de la vulve et de la bouche, qui ne furent pas traitées. Pas d'excès alcooliques?. Il y a quatre mois, à la suite d'une frayeur, elle est restée vingt-quatre heures sans uriner, et a ressenti une grande faiblesse dans tout le membre abdominal gauche. Cette faiblesse a été en augmentant jusqu'à ce jour, mais pas au point de l'empêcher totalement de marcher. Elle a ressenti quelques fourmillements depuis une quinzaine de jours, mais absence de douleurs fulgurantes et d'élancements; elle éprouve une grande difficulté à faire mouvoir sa jambe gauche, qu'elle traîne manifestement. Pas de douleur en ceinture. Aucune douleur dans la région vertébrale et dans le membre inférieur du côté gauche. Pas de troubles appréciables dans la sensibilité. Le réflexe rotulien est conservé.

Sur le pli fessier gauche, existent plusieurs papules avec squames. Il y a six mois, cette femme a été soignée à Lourcine, dans le service de M. Martineau, pour des plaques muqueuses de la vulve, des lèvres, accompagnées de roséole et de croûtes sur la tête ; aujourd'hui, elle présente, au niveau de la commissure labiale gauche, une papule avec érosion centrale ; en outre, une syphilide pigmentaire du cou, avec adénopathie généralisée, indolente.

Traitement. Liqueur de Van Swieten ; bains de sublimé.

Réglée à 16 ans, toujours régulièrement, sauf depuis ces six derniers mois. Pas de diarrhée ; pas de traces de gommes sur les membres inférieurs. Léger œdème des membres inférieurs. Battements du cœur normaux ; poumons normaux ; embarras gastrique léger ; constipation fréquente ; de temps en temps paresse de la vessie et du rectum.

Traitement. Huile de ricin, 10 grammes. Onguent napolitain en friction le long de la colonne vertebrale. Iodure de potassium, 3 grammes. Bains sulfureux.

La malade sort le 5 juin 1880.

Grande amélioration ; pas de fourmillements, ni d'engourdissement ; la jambe ne fauche plus ; cependant, elle se fatigue vite en marchant.

Réflexions. — Nous nous sommes demandé : 1° s'il y avait une myélite ; 2° de quelle nature. La nature syphilitique de l'affection nous paraît probable, vu qu'il y avait des accidents et des manifestations syphilitiques existantes. Quant à la myélite, elle ne se manifestait que par la lourdeur des membres, surtout du gauche, l'engourdissement et la faiblesse. Jamais il n'y a eu de douleur en ceinture. Cependant la vessie était quelquefois paresseuse, d'après la malade. Nous n'en avons point eu la certitude. Il semblait plutôt que la lésion, quelle qu'elle fût, siégeât au niveau de la queue de cheval, et non dans le renflement lombaire.

Obs. XXXII (inédite). — (Communiquée par M. Rendu.)

Myélite chronique diffuse, d'origine probablement syphilitique. — Amélioration considérable sous l'influence du traitement mixte et des révulsifs le long de la colonne vertébrale; persistance d'une parésie incomplète, avec œdème des jambes.

Le nommé N..., 55 ans, charretier, de Plovara (Côtes-du-Nord), entre le 26 novembre 1874, à l'hôpital Saint-Louis.

Homme fortement constitué ; quelques douleurs rhumatoïdes, il y a rois ans, sous forme de lombago.

Jamais de maladie grave. Il y a vingt mois, il a eu un chancre à la verge, qui a été presque insignifiant, mais qui, paraît-il, a été suivi d'une adénite inguinale non suppurée. Quelque temps après, il éprouva de vives douleurs névralgiques au niveau de la tempe droite, qui ne lui laissaient aucun repos, ni jour, ni nuit. Il dut entrer pendant une quinzaine de jours à l'hôpital Beaujon. Il y a sept mois, il eut des plaques muqueuses sur la bouche, et fut alors soumis pendant quelque temps à un traitement par des pilules, probablement mercurielles. Enfin, il y a six mois, il eut une petite poussée de boutons, dont il reste quelques traces au niveau des poignets.

Au mois d'octobre dernier, il éprouva une douleur rachidienne fort vive dans la région dorsale, et vint demander une consultation à l'hôpital Necker. Il entra quelques jours dans le service de M. Chauffard, qui lui fit prendre des bains de vapeur, et considéra son affection comme rhumatismale. Les bains ne le soulagèrent pas, et il commença à ce moment à ressentir un peu de faiblesse dans la jambe gauche.

A son entrée à l'hôpital, il se plaignait de douleurs subaiguës dans la jambe gauche, et d'un peu de fatigue dans la jambe droite : il pouvait cependant marcher, tout en traînant le membre inférieur gauche : on lui fit prendre encore des bains de vapeur.

Aujourd'hui, 10 janvier 1875, il est beaucoup plus souffrant, et manifestement il existe une affection du système nerveux. Depuis cinq jours, il lui est impossible de marcher ; il est actuellement paraplégique. La jambe droite est paralysée, flasque ; le malade peut à peine la mouvoir dans son lit ; il est obligé de la soulever avec la main. La jambe gauche peut encore se mouvoir dans une certaine étendue.

Sensibilité tactile émoussée très notablement au niveau du mollet droit, un peu moins à gauche ; sensibilité réflexe, conservée, exagérée même du côté droit. Fréquemment le malade éprouve des crampes spontanées, et des élancements douloureux dans les jambes, surtout dans la jambe droite, sans accès d'épilepsie spinale. Pas de douleur dans les genoux. Pas de douleur rachidienne provoquée à la pression ; sensation de constriction abdominale ; sensation habituelle de fourmillements et d'engourdissements dans le membre inférieur.

Depuis une quinzaine de jours, gêne considérable pour uriner ; paralysie de la vessie et du rectum ; le malade ne va plus à la garde-robe que tous les quatre ou cinq jours.

Jusqu'ici, pas de troubles trophiques : ni eschares, ni lésions du décubitus. Pas d'atrophie musculaire. (Sirop de Gibert : 2 cuillerées.)

14 janvier. Eruption acnéique très nette. Le malade commence à mouvoir la jambe droite.

Le 20. L'état général reste le même ; peu de progrès : on applique deux cautères de chaque côté du rachis dans la région lombaire.

A partir du commencement de février, on suspend le sirop de Gibert ; on le remplace par l'iodure de potassium, en même temps qu'on applique deux nouveaux cautères sur les reins. Les effets du traitement ne tardent pas à se faire sentir. Dès le 15 février, les mouvements reviennent dans la jambe droite, et la sensibilité est moins obtuse. Le malade se plaint de fourmillements et de picotements des orteils. A la fin du mois, il commence à se lever un peu. La sensibilité est bonne. Fourmillements et sensation de chaleur, bien que la température soit basse. L'atrophie musculaire ne s'est pas accentuée, et le mollet droit a repris le même volume que le gauche. Quelques douleurs lombaires.

23 mars. Le malade se plaint de faiblesse dans les membres inférieurs ; on lui fait prendre dix gouttes de teinture de noix vomique. Au bout de trois jours, il est pris de tremblement, d'épilepsie spinale très prononcée, s'étendant non seulement au membre excité, mais à la jambe opposée. En même temps, l'urine se supprime et l'incontinence fécale reparaît.

On cesse de donner la strychnine qui a dépassé le but, et on la remplace par du bromure de potassium (à dose de 2 grammes) que l'on associe à l'iodure de potassium. Les accidents cessent aussitôt.

Le 31. Le malade va mieux ; pourtant il est obligé d'uriner très fréquemment, ce qui indique un certain degré de parésie.

Le mois d'avril se passe à peu près dans le même état. Il n'y a aucune aggravation. On applique deux nouveaux cautères sur la région lombaire.

Le malade n'a plus les besoins incessants d'uriner qu'il présentait en mars, et il urine mieux.

Mais ses jambes, et surtout la droite, restent lourdes ; de temps à autre elles sont le siège d'engourdissements et de fourmillements. La sensibilité n'est pourtant pas atteinte. Pas d'atrophie musculaire.

En mai, on suspend l'usage du bromure et de l'iodure de potassium ; on se borne à faire prendre au malade du sirop d'iodure de fer et des bains sulfureux.

Jusqu'à la fin de juillet, le malade est gardé dans les salles. Il est toujours à peu près dans le même état. Il peut marcher avec une canne sans trop de difficulté, bien que la jambe droite soit toujours très lourde ; le soir, le cou-de-pied est un peu œdématié. La santé générale se maintient bonne. Il semble que l'on ait obtenu tout ce que l'on pouvait gagner. Dans le dernier mois le malade a été soumis à l'hydrothérapie. Il en a retiré quelques bénéfices au point de vue de ses forces, mais la paralysie des membres inférieurs ne s'est pas sensiblement modifiée.

Le 27 juillet, le malade est envoyé dans son pays.

Obs. XXXIII (résumée). —(Communiquée par notre collègue et ami M. Ollive.)

Le nommé D..., âgé de 47 ans, tapissier, est entré le 19 mars 1881, à l'hôpital Tenon, dans le service de M. Sevestre.

Cet homme a eu, il y a vingt ans, un chancre induré sur la verge, suivi de roséole, d'engorgement ganglionnaire, de céphalalgie avec perte des cheveux.

Il a, paraît-il, couché sur les pontons, exposé à l'humidité pendant dix mois. Il y a deux ans et demi, à la suite d'excès de boissons, ce malade sentit un peu de faiblesse dans les membres inférieurs avec fourmillements dans les pieds. Il entra alors à l'hôpital Lariboisière, où il resta deux mois.

A sa sortie il reprit sa vie ordinaire, mais au bout de quinze jours, il présenta des phénomènes cérébraux qui persistèrent trois mois.

Il y a deux mois, il éprouva une douleur constrictive au niveau de l'épigastre ; il entre aujourd'hui à l'hôpital, dans l'état suivant.

Etat actuel. — Dans les jambes douleurs qui ne sont pas permanentes, semblables à des piqûres d'aiguilles. Ces douleurs ont débuté dans les mollets, puis ont gagné les cuisses ; les bras eux-mêmes sont le siège d'engourdissements. Il existe également au niveau de l'estomac et de la poitrine une douleur constrictive qui étreint le côté gauche du thorax.

Le malade n'a pas d'incoordination des mouvements, mais seulement un peu de faiblesse dans les membres inférieurs.

La sensibilité à la douleur a presque disparu dans la jambe droite, elle est légèrement perçue dans les cuisses et dans la jambe gauche. La sensibilité à la température et à la pression est conservée.

Les réflexes plantaires sont un peu affaiblis et les réflexes rotuliens entièrement abolis. Pas de trépidation spinale. Le malade a eu quelques troubles oculaires (amblyopie, diplopie), qui n'ont été que temporaires. Actuellement la vue est bonne. Incontinence d'urine seulement la nuit.

Malgré le traitement spécifique, le malade sort au bout de quelque temps, sans avoir éprouvé d'amélioration bien notable.

Obs. XXXIV (inédite). — (Communiquée par M. Ollive, interne des hôpitaux.)

Le nommé C..., âgé de 32 ans, employé de commerce, est entré le 30 juin 1880 à l'hôpital Tenon, dans le service de M. Sevestre.

ntécédents héréditaires. — Père vivant, bien portant ; mère emphysémateuse ; frère et sœur bien portants.

Antécédents personnels — Syphilis, il y cinq ans.

Le 30 juillet 1878, le malade constata que, malgré son jeune âge, tout rapport sexuel lui devenait impossible. Il chercha, par toutes sortes d'excitations, à lutter contre cette impuissance qu'il ne croyait que temporaire ; mais ce fut en vain. Un an environ après ce début, il sentit tout à coup, en se levant, une grande faiblesse de jambes qui pliaient sous lui, et voulut néanmoins marcher ; mais il remarqua que sa jambe droite ne se levait que difficilement, qu'elle traînait, plutôt qu'il ne la soulevait.

En même temps douleur sourde au niveau de la région lombaire ; du côté des organes visuels, troubles légers, mouches volantes. D'ailleurs pas de céphalalgie, pas d'étourdissements.

A la même époque, survint une paralysie des sphyncters anal et vésical ; avec incontinence des urines et des matières fécales. Cet état changea peu jusqu'au 30 juin 1880, époque à laquelle le malade entra dans le service de M. Dieulafoy. Deux jours après son entrée il fut tout à coup entièrement paralysé de ses jambes et dans l'impossibilité absolue de marche. Les bras étaient pris d'un tremblement continuel, bien qu'il n'eût pas d'antécédents alcooliques. Après deux mois de traitement (cautères à la région lombaire, pointes de feu et iodure de potassium à la dose de 2 grammes), ses jambes reprirent de la force, et le mouvement revint peu à peu. Il était survenu, pendant ce temps, quelque troubles trophiques dans les membres inférieurs. Eschares aux fesses et au talon droit.

Etat acluel. — 20 janvier. Le malade marche en trainant la jambe droite et en levant un peu brusquement la jambe gauche ; toutefois, pas d'incoordination des mouvements.

Pas de douleurs en ceinture ; pas de douleurs fulgurantes, pas de fourmillements, mais des crampes fréquentes suivies de soubresauts des muscles. Trépidation spinale. Incontinence d'urine et des matières fécales.

Tous les modes de sensibilité sont conservés aussi bien à droite qu'à gauche, exagération des réflexes très nette du côté droit ; pas d'atrophie des muscle de la jambre droite. Mal perforant du talon droit. Pas de troubles du côté de la vue, ni du côté des organes digestifs.

Ce malade qui, depuis le 22 janvier, a été soumis au traitement antisyphilitique est sorti le 10 février sans présenter une amélioration notable.

Obs. XXXX. — (Greppo.)

Paraplégie incomplète. — Léger embarras de la parole, simulant l'ébriété.

X..., 36 ans ; chancre induré sur le gland ; trois mois après, douleurs de tête en arr ère, marche chancelante et incertaine ; quelques mouvements de recul ; phénomènes d'ataxie. Aucun désordre dans les membres supérieurs. Ulcérations dans l'arrière gorge.

Traitement. — Iodure de potassium pendant un mois ; guérison presque complète. La cessation du traitement ramène les symptômes précédents ; le traitement est repris pendant un mois. Guérison.

Obs. XXXVI. — (Deval.)

Syphilis. — Iritis. — Paraplégie.

Madame V... est atteinte d'iritis gauche le 3 juillet 1849. Elle avait eu déjà des pustules à la peau, des ulcérations à la gorge et des douleurs ostéocopes très violentes. Depuis peu, incontinence d'urine et des matières fécales ; grande faiblesse des jambes ; lichen et eczéma au cuir chevelu.

Traitement. — Liqueur de Van Swieten, frictions mercurielles ; bains sulfureux. Disparition de l'iritis ; diminution notable de la paralysie de la vessie et du rectum ; les jambes sont devenues plus fortes.

Obs. XXXVII. — (Yvaren.)

Paraplégie.

La nommée X... se traîne à grand'peine sur ses deux jambes à demi paralysées. J'obtiens d'elle l'aveu d'une infection *a postero venere*. Carie des os du sacrum ; ulcères considérables ; éruption de syphilide tuberculeuse sur les cuisses et le tronc. Les frictions mercurielles, la liqueur de Van Swieten triomphent à la longue des symptômes syphilitiques et de la paraplégie concomitante.

Obs. XXXVIII. — (Vidal, d'Aix.)

Le nommé X... est atteint de goutte héréditaire et des accidents tertiaires de la syphilis. (Tubercules de la peau, ulcères, périostoses.) Il était arrivé aux eaux d'Aix avec une paraplégie très avancée, s'accompagnant de paralysie vésicale et rectale. Amélioration.

Obs. XXXIX. — (Lagneau.)

Un ancien officier de la garde impériale eut, il y a vingt ans, des chancres pour lesquels il fit pendant un mois des frictions mercurielles. Quinze ans plus tard, le malade, qui présentait d'ailleurs divers accidents syphilitiques, fut pris de rétention d'urine et de faiblesse dans les jambes. Il alla consulter Lagneau, qui le mit au traitement mercuriel (pilules de proto-iodure). Amélioration un mois après ; le malade a été perdu de vue ; il serait mort quelque temps après.

Obs. XL. — (Ch. Bernard. Union médicale.)

M..., 37 ans, entre le 22 septembre 1853 à l'hôpital du Midi. Il a eu plusieurs blennorrhagies, et un chancre suivi d'accidents spécifiques (céphalée, syphilide papuleuse, angine, alopécie, exostose). Quatre mois avant son entrée à l'hôpital, il éprouvait des lassitudes dans les jambes. Trois semaines plus tard, sensation de constriction au niveau du diaphragme, constipation, gêne de la miction. On emploie sans succès l'iodure et la liqueur Van Swieten. A son entrée : marche impossible, station verticale difficile, pas d'atrophie, paralysie de la vessie.

Anesthésie et analgésie locale de la peau entre la sixième et la huitième côte gauche. Dès le 23 septembre, usage du proto-iodure et de l'iodure de potassium (1 à 4 grammes). Amélioration prompte et très marquée.

Obs. XLI. — (Lancereaux.)

Syphilis antérieure. — Paraplégie. — Paralysie des sphincters, — Iodure de potassium. — Amélioration rapide.

Le nommé Ph..., peintre en bâtiments, entre à l'hôpital le 23 août 1858 (service de M. Moissenet). Cet homme n'a jamais ressenti de coliques de plomb ni de rhumatismes.

A 19 ans, blennorrhagie qui dura un an.

Il y a environ deux ans, quelque temps après un coït suspect, il vit apparaître deux boutons dans l'aine, avec un écoulement qui disparut et reparut de nouveau. A la même époque : alopécie, croûtes sur la tête, adénites inguinales, nombreux boutons sur le corps, qui devinrent squammeux; iritis. L'éruption cutanée et l'iritis disparurent après trois mois de traitement. Il y a environ huit mois, en venant à pied de Saint-Maur à Paris, il éprouva dans le pied gauche une légère douleur, avec picotements et fourmillements. Cette sensation gagna l'autre pied; le malade ne fut plus maître alors de ses mouvements. Soubresauts douloureux ; marche en zigzags. Ces douleurs, qui persistent encore aujourd'hui étaient plus vives la nuit que le jour. La faiblesse, qui augmente rapidement, le contraint de garder le lit.

A son entrée à l'hôpital, il ne peut même pas soulever les jambes au-dessus du lit, ni les changer de place. Pas d'atrophie. Contractilité électro-musculaire conservée. Sensibilité diminuée; soubresauts fréquents ; incontinence; sensation de froid. Les membres inférieurs sont couverts de taches cuivrées, que l'on rencontre aussi sur le sternum avec quelques cicatrices blanches.

Traitement. — Iodure de potassium à haute dose. Dans le courant d'octobre, le malade peut commencer à marcher un peu ; la sensibilité est presque complètement revenue. Cessation de l'iodure dans les premiers jours de novembre ; bains sulfureux. Electricité. Cependant la faiblesse revient. Quoi qu'il en soit, ce malade quitte l'hôpital le 5 décembre dans l'état suivant : apparence de meilleure santé, taches cuivrèes, constipation. Il marche difficilement et traîne les pieds. Il rentre à l'hôpital dans le service de Horteloup, le 8 décembre 1858. (Iodure de potassium.) Aujourd'hui, le 10 février, il mache assez facilement.

Obs. XLII. — (Zambaco.)

Paraplégie syphilitique.

En 1732, Houttet fut appelé auprès d'un malade qui avait entièrement perdu la puissance virile. Déjà en 1727, divers accidents étaient survenus : boutons qui avaient creusé profondément ; rétention d'urine et des matières fécales ; douleurs vives dans les membres inférieurs, incapables de se mouvoir. Ulcère considérable et pustules de différentes couleurs à la cuisse gauche ; troubles de la vision. Des ulcères se manifestent aux jambes, aux cuisses et aux fesses. — Frictions mercurielles le 6 février 1733.

Dès le 6 mai, amélioration ; les forces reviennent ; la vessie peut garder l'urine pendant trois ou quatre heures. Le 15 mars, le malade peut marcher à l'aide d'une canne. Disparition des douleurs. Le 23 mai, guérison complète.

Obs. XLIII. — (Zambaco.)

Un homme de 37 ans, entre le 6 octobre 1857 [à l'hôpital du Midi. En 1847, il avait eu des chancres ; quelque temps après, de l'orchite, une affection des yeux dont l'un est perdu ; des pustules plates à l'anus En 1850, au mois de juin, ulcération profonde de la cuisse gauche, de de la grandeur d'une pièce de 5 francs, taches d'un rouge brun aux jambes ; violents maux de tête. Dans la même année, premiers symptômes de paraplégie Sensation de froid et d'engourdissement dans les membres inférieurs, marche trainante ; engorgement des testicules. En 1851, malgré un traitement énergique (cautères, strychnine), la paralysie fait des progrès rapides. On soupçonne une exostose du rachis. (3 gr. d'iodure de potassium par jour.) Après un traitement de deux mois, amélioration notable.

Obs. XLIV. — (Zambaco.)

Un homme de 38 ans, entre à l'hôpital le 25 janvier 1851, pour de petites ulcérations à fond grisâtre sur les jambes. Bientôt il fut pris d'engourdissements dans les pieds et dans les mains, de faiblesse, puis de paralysie complète des quatre membres.

Intelligence intacte; miction et défécation normales ; santé générale parfaite.

Au mois d'avril, apparition d'une exostose tibiale. (Iodure de potassium, 2 gr. par jour.) Amélioration rapide et progressive ; dès le 11 juin, l'usage des jambes est recouvré ; l'exostose beaucoup diminuée.

Le malade quitte l'hôpital le 20 octobre presque complètemen guéri.

Obs. XLV. — (Zambaco).

X..., 36 ans, paraît d'une bonne constitution. Il eut un chancre induré en 1857, suivi d'adénopathie ; roséole, plaques muqueuses ; syphilides pustuleuses. (Protoiodure et iodure de potassium.) En 1858, douleurs vertébrales continuelles. Faiblesse des membres inférieurs. Engourdissements et fourmillements surtout à droite. Marche incertaine; le pied droit se relève difficilement ; quelquefois surviennent des crampes dans les jambes. Tremblements des membres supérieurs ; paralysie vésicale et rectale. La sensibilité s'éteint complètement dans les membres inférieurs jusqu'à l'ombilic ; la contractilité musculaire est abolie dans les mêmes régions. Intelligence nette ; état général bon. (Sangsues sur le trajet de la moelle ; frictions mercurielles ; iodure de potassium, 3 gr., puis 6 gr. par jour.) Après quinze jours de ce traitement, la sensibilité est en partie revenue. La vessie et le rectum sont toujours paralysés. Amélioration progressive jusqu'au 10 août. Au 30 septembre, le malade marche avec l'aide d'une canne ; la paralysie vésicale et rectale a disparu ; la sensibilité est revenue dans les deux membres. Santé générale excellente.

Obs. XLVI. — (Zambaco).

X..., 38 ans, a eu en 1855 un chancre. (Pilules de mercure, cautérisations pendant cinq semaines.) Bientôt éruption de taches rouges non saillantes sur la peau et de plaques muqueuses dans la gorge. Un traitement mercuriel, suivi pendant six semaines, fit disparaître les phénomènes cutanés. Pendant plusieurs mois, le malade prit de l'iodure de potassium.

En 1859, orchite guérie rapidement par l'iodure. En 1860, légères douleurs vers la région lombaire. Gonflement du testicule gauche; troubles de la miction ; peu de troubles dans les membres inférieurs. En janvier 1861, diminution de la force dans les jambes. Un jour, le malade s'affaissa tout à coup dans la rue. A partir de ce moment, affaiblissement rapide, marche incertaine, chutes fréquentes. La paraplégie fait des progrès rapides ; troubles de la miction et de la défécation. (Iodure de potassium à haute dose.) Ricord constate qu'il existe un testicule syphilitique à gauche ; de temps à autre, syphilides palmaires, Le membre inférieur droit est plus faible que le gauche ; la marche est difficile et irrégulière.

La sensibilité à la température et au contact est conservée; le contact du sol est apprécié. Fourmillements, engourdissements, mouvements convulsifs légers ; inertie des organes génitaux. Troubles de la vessie ; constipation. Jamais d'accidents rhumatismaux ; état général bon. (Iodure de potassium, pilules de mercure, frictions mercurielles, bains sulfureux, pointes de feu.) L'amélioration s'est fait attendre six semaines. Au bout de ce temps presque tous les symptômes disparurent.

Obs. XLVII. — (Zambaco.)

X..., 39 ans. Constitution forte, bonne santé habituelle. En 1856, il eut un chancre du prépuce ; un traitement mercuriel qui dura trente jours, amena la guérison du chancre.

Quatre mois après, accidents du côté de la gorge avec raucité de la voix ; le traitement mercuriel est repris pendant deux mois.

En 1858, plaques muqueuses des lèvres ; reprise du traitement mercuriel pendant deux mois. Les accidents des lèvres disparaissent, mais reviennent trois mois après ; ils se dissipent de nouveau après un traitement hydrargyrique de quarante jours.

A la fin de 1858, faiblesse croissante des membres inférieurs, s'accompagnant de paresse intestinale ; les urines ne sont retenues que difficilement. En 1859, le malade vient à Paris pour se soumettre à un traitement régulier. M. Ricord le voit alors, et constate l'existence de plaques sur les lèvres et d'une paraplégie très nette ; les pieds traînent sur le sol, surtout le gauche.

Sensibilité au contact et à la température, conservée. Légers mouvements spasmodiques par moments. Pas de douleur dans les membres; pas de douleur en ceinture, incontinence d'urine, constipation. Depuis plusieurs mois absence complète d'érection. Pas de pollution. Aucune déformation au niveau de la colonne vertébrale. Maigreur, anémie. Pendant trois mois, frictions mercurielles, bains sulfureux. Quarante jours après disparition de la plaque des lèvres.

La paraplégie s'améliore ; plus d'incontinence, amélioration de l'état général. Médication tonique, douches, etc...

Au bout de six semaines, l'état reste le même. Les jambes ne recouvrent pas complètement leurs forces. Inertie génitale.

En 1860, troubles subits de la vue du côté droit ; choroïdite ; épanchement sous la rétine autour de la papille. Traitement mixte ; iodure. Disparition des accidents oculaires dans l'espace de cinq semaines. Guérison presque complète.

Obs. XLVIII. — Zambaco.)

Chancre survenu en 1838; en 1842, gommes, ecthyma, paraplégie. — Guérison par les spécifiques. — Rechute. — Nouvelle guérison par le même traitement.

V..., âgé de 53 ans ; constitution primitivement robuste, mais altérée depuis plusieurs années par des excès de tout genre. En 1838, cet homme contracte un chancre de la verge ; il suit, pendant quarante jours, un traitement mercuriel. Quelque temps après engourdissement de la région lombaire des jambes et des pieds. Constipation, incontinence; progression difficile ; les mouvements des membres inférieurs déterminent une vive souffrance dans la région lombaire. Tremblements et mouvements involontaires des membres malades. Après de nombreuses oscillations, les phénomènes morbides se dissipent, et laissent le malade dans un état voisin de la santé. Au mois d'août 1852, récidive des accidents syphilitiques et de la paraplégie. L'état du malade est le suivant :

Constitution détériorée ; maigreur, faiblesse très prononcée; tubercules ulcérés de la face, des poignets, du voile du palais et de la luette pustules d'ecthyma aux deux jambes ; facultés intellectuelles intactes pouls affaibli; constipation, impuissance ; sensibilité douloureuse dans es lombes et à l'hypogastre. Mouvements involontaires des membres inférieurs ; progression très difficile. Sensibilité tactile affaiblie dans les membres malades, qui sont le siège de fourmillements douloureux. Traitement mixte.

Amélioration notable. L'année suivante, X... eut une deuxième rechute. Le même traitement amena le même résultat ; la guérison fut incomplète.

OBS. XLIX. — (Zambaco.)

Paraplégie. — Céphalée nocturne, intense, chez un malade atteint de diathèse syphilitique. — Guérison par l'iodure de potassium.

X..., 50 ans, de bonne constitution, eut au mois de juillet, un chancre sur la couronne du gland.

Trois semaines après, rougeur et plaques muqueuses de la gorge et de la bouche ; ulcérations à la verge, éruption cutanée, marquée surtout aux membres ; pilules de protoiodure. Guérison en trois semaines ; suspension du traitement.

Trois semaines après, le malade fut pris d'assoupissement invincible, sans maux de tête. Quelques jours après, céphalalgie nocturne, avec insomnie. Il se présenta alors à la maison de santé de Lourcine ; on le trouva dans l'état suivant :

(Le chancre date de six mois seulement.) Sur le tronc et les membres, taches brunes, cuivrées, semblables à celles que laisse l'ecthyma syphilitique. Les douleurs persistent avec intensité.

Affaiblissement notable dans la motilité des muscles pelviens ; la jambe gauche surtout est trainante. Pas d'anesthésie.

La colonne vertébrale n'offre rien à l'exploration. (Iodure de potassium, 2 et 3 gr. par jour. Sous l'influence de ce traitement, le malade sort guéri au bout de deux mois et demi.)

OBS. L. — (Zambaco.)

Paraplégie syphilitique avec syphilides pustuleuses. — Iodure de potassium et mercure. — Guérison.

X..., 35 ans, a eu, il y a cinq ans, un chancre suivi de mal de gorge. (Traitement mercuriel.)

Il y a deux ans 1/2 que la paraplégie actuelle a débuté. Les jambes et les pieds ont commencé à faiblir (faux pas déterminés à chaque moment par l'entrecroisement des jambes). Sensation de ceinture abdominale rigide ; difficulté de la miction ; bientôt après incontinence, constipation.

Au bout de six mois, amélioration passagère, puis récidive des accidents déjà décrits ; une saison d'Aix n'amena qu'une amélioration éphémère. Au moment de son entrée à l'hôpital, le malade était dans l'état suivant : paralysie presque complète du membre inférieur droit.

Affaiblissement dans le membre correspondant gauche.

Sensibilité au contact conservé des deux côtés. Miction toujours fréquente ; constipation.

Pas de douleurs à la pression du rachis ; éruption pustuleuse sur tout le corps ; secousses fréquentes dans les membres pelviens. Traitement institué par M. Ricord :

2 grammes d'iodure, frictions mercurielles. Au bout d'un mois amélioration ; au bout de trois mois, guérison complète.

Obs. LI. — (Zambaco.)

Paraplégie avec manifestations cutanées.

Femme, âgée de 56 ans ; a mené pendant sa jeunesse une existence peu régulière. Elle se maria pour la deuxième fois à l'âge de 49 ans. Quelque temps après, éruption de petites tumeurs sous-cutanées, indolentes, qui se montrèrent d'abord à la hanche, aux fesses, sur la partie postérieure des cuisses, sur les bras ; ces tumeurs ont suppuré ; la peau s'est ulcérée circulairement. (Tumeurs gommeuses, et des tubercules syphilitiques.) Des éruptions du même genre se reproduisirent à plusieurs reprises pendant huit ans.

En même temps, survinrent des fourmillements douloureux dans les cuisses et les jambes avec affaiblissement des mouvements, diminution de la sensibilité. Bientôt, paraplégie complète, constipation, rétention d'urines. Pendant les six dernières années de sa vie, la malade ne quitta pas son fauteuil. Eschares au sacrum. Mort à l'âge de 62 ans.

Obs. LII. — (Zambaco.)

Syphilis constitutionnelle. — Paraplégie.

X..., de bonne constitution, 38 ans. Rien dans les antécédents de famille. En 1847, chancre induré de la verge, soumis au traitement mercuriel d'une manière incomplète. Huit mois après, éruption spécifique, nouveau traitement. En 1848, diplopie qui guérit rapidement. Au mois de novembre de la même année, symptômes de paralysie. Erection difficile, puis impossible; dysurie, faiblesse des jambes. Une saison à Barèges amena une amélioration temporaire; le malade, peu continent, revient à toutes ses anciennes habitudes. (Depuis plus d'une année il pratiquait le coït 50 fois par semaine.) En 1850, il entre à la maison de santé de la rue de Lourcine. Son état est le suivant : paraplégie incomplète, marquée surtout à droite; dans la station, les jambes fléchissent subitement et se croisent pendant la progession. Pouls abaissé à 52. Sensibilité normale; fourmillements, picotements douloureux, surtout à gauche. Sensation de constrictions abdominales. Incontinence d'urines. Constipation. Absence d'érection. (Iodure de potassium, frictions mercurielles.) Ce traitement, suivi du 14 avril au 12 août, amène la guérison complète.

Obs. LIII. — (Gallard. Union méd., 1874).

Affection syphilitique de la moelle. — Tressaillements musculaires. — Traitement par l'iodure de potassium et par les courants continns.

X..., 33 ans. Entre à la Pitié, dans le service de M. Gallard, le 6 février 1874, pour une paraplégie. En 1860, il a contracté la syphilis aux Antilles. Manifestations très violentes et très rapides, qui furent combattues par un traitement mixte (mercure, iodure de potassium), pendant cent dix-huit jours.

En 1863. Fièvre jaune fort grave, dont il ne fut bien remis qu'au bout de neuf mois, époque à laquelle il partit pour le Sénégal. Il y fut pris, un an après son arrivée, d'une attaque d'hémiplégie complète du côté gauche, avec raideur des membres. Cet état dura quatre mois et disparut peu à peu. Application de cautères sur la colonne vertébrale; iodure de potassium à haute dose.

En 1872. Douleurs en ceinture au niveau des derniers vertèbres lombaires. L'application de ventouses scarifiées les fit disparaître. Il y a deux mois, début des accidents pour lesquels il est entré à l'hôpital; disparition des érections; paralysie des membres inférieurs; douleur en ceinture assez violente. Crampes et tressaillements dans les membres inférieurs. Vue fatiguée sans diplopie; à son entrée à l'hôpital, le 10 février, son état est le suivant :

Troubles de la sensibilité. — Anesthésie, hyperesthésie. Perte des actions réflexes. Les troubles sont localisés aux membres inférieurs.

Troubles de la motilité. — Mouvements volontaires lents et difficiles. Soubresauts et tressaillements.

Du côté de la colonne vertébrale, douleur vive à la pression, au niveau des apophyses épineuses.

Point de trouble de la vessie et du rectum. Etat général assez satisfaisant. M. Gallard porte le diagnostic de compression du cordon médullaire par un néoplasme syphilitique (2 gr. d'iodure de potassium). Jusqu'au 4 mars le malade présente les mêmes symptômes (iodure, 3 gr.). Application de courants continus. Le 5 mars, amélioration .Le 3 avril, grande amélioration. Le 8 avril, guérison complète. Sortie.

Obs. LIV (résumée). — (Le Petit).

Dactylite syphilitique. — Exostose du grand trochanter. — Paraplégie incomplète survenue onze ans après les premiers accidents. — Guérison. — Rechute.

H..., ébéniste, 58 ans, est entré à l'hôpital Saint-Louis, le 7 septembre 1878. Chancre induré il y a douze ans. Pilules de protoiodure pendant six semaines.

Au mois de juillet 1877, tuméfaction du médius droit; grande difficulté pour se soutenir et pour marcher. Il entra alors à l'hôpital Saint-Antoine où il prit, pendant cinq mois, de l'iodure de potassium. Il sortit de l'hôpital presque géri.

Etat actuel. — Tuméfaction assez notable au niveau de la deuxième phalange du médius droit. Exostose sur le grand trochanter droit. Aucune saillie le long du rachis. Aucun point douloureux à la pression. Six mois avant son entrée, le malade dit avoir éprouvé, dans la région sacro-lombaire, des douleurs qui revenaient surtout la nuit, et qui ont complètement disparu depuis. Grande faiblesse des jambes ; marche lente, incertaine, et impossible quand on lui fait fermer les yeux. La sensibilité réflexe, comme la sensibilité à la douleur est diminuée. Il y a quelque temps, le malade a eu de la diarrhée ; actuellement, constipation et maux de tête. Depuis longtemps déjà il n'a plus d'érections, et pendant trois mois, il a fallu, paraît-il, le sonder pour le faire uriner.

Le 3 octobre, un mois après son entrée, il a pu quitter l'hôpital, en marchant avec des béquilles, et après avoir été soumis au traitement mixte.

Obs. LV (résumée). — (Lepetit).

Paraplégie avec contracture. — Guérison et rechute.

F..., bijoutier, 35 ans, entre, le 10 septembre 1878, à l'hôpital Saint-Louis. Chancre en 1867, puis éruption pour laquelle il entre à Saint-Louis, dans le service de M. Bazin..

Traitement mercuriel pendant deux mois. Un an après surviennent des ulcérations aux jambes, et bientôt le malade constate la diminution progressive de ses forces. Quelque temps après, la paralysie est complète. Traitement spécifique : amélioration suivie d'alternatives de paralysie et de guérison.

Le malade a eu, à plusieurs reprises des gommes sur diverses parties du corps. Il dit s'être toujours régulièrement soigné.

Etat actuel. — Paraplégie complète, marche et station debout, impossibles. Raideur extrême des membres inférieurs, sensibilité très obtuse dans les jambes. Abolition des mouvements réflexes. Ces troubles sont plus prononcés à gauche qu'à droite. Depuis plusieurs mois déjà, incontinence d'urine; constipation.

On constate sur les deux jambes des cicatrices blanches, spécifiques, qui sont le résultat des ulcérations survenues à peu près en même temps que les premières manifestations de la paraplégie.

Traitement mixte, sans amélioration appréciable.

Obs. LVI. — (Ladreit de Lacharrière) (résumée).

G..., 34 ans, entre à l'hôpital Lariboisière le 14 août 1860.

Il y a un an, chancre induré. Douleurs rhumatoïdes. Affection oculaire (iritis ?). Six mois après, paraplégie qui survient d'une manière progressive. Douleurs nocturnes dans les membres inférieurs. Aucune diminution de la sensibilité.

Traitement anti-syphilitique. Bains sulfureux. Hydrothérapie. Guérison complète.

Obs. LVII. — (Ladreit de Lacharrière).

Chancres. — Adénopathie bi-inguinale. — Accidents consécutifs. — Douleurs dans les membres inférieurs. — Paraplégie, avec perte de la sensibilité. — Insuccès du traitement anti-phlogistique. — Amélioration rapide par l'iodure de potassium.

M..., 33 ans, courtier de marchandises, est entré à l'hôpital Lariboisière le 29 novembre 1860.

Excès génésiques et alcooliques. Comme accidents syphilitiques, il a eu deux chancres, avec adénopathie inguinale double.

Deux ou trois mois après, éruption pour laquelle il prit des pilules de proto iodure. Il suivit ce traitement pendant un mois, tout en continuant son travail.

En novembre, il ressentit des douleurs de reins, des fourmillements dans les extrémités inférieures, et des soubresauts dans les jambes ; ces accidents se manifestaient surtout la nuit. Marche très pénible.

Traitement. Ventouses scarifiées, vésicatoires, cautères.

Ce traitement énergique ne fut suivi d'aucune amélioration ; les forces diminuèrent tous les jours.

Vers les premiers jours de janvier, paralysie jusqu'à la ceinture, avec anesthésie. Depuis quatre mois, les facultés viriles sont abolies; les urines s'écoulent par regorgement. Incontinence des matières fécales. Le traitement fut changé. (Sirop de salsepareille, iodure de potassium, 8 grammes.) Au bout de très peu de jours, amélioration considérable. Retour dans les membres de la sensibilité et du mouvement.

En février, le malade peut marcher sans bâton ; l'incontinence d'urine et des matières fécales persiste toujours, mais le malade est en voie de guérison.

Obs. LVIII (résumée). — (Ladreit de Lacharrière).

Chancre. Aucun autre accident secondaire constaté qu'une adénopathie cervicale. Fourmillements ; affaiblissement musculaire ; douleurs lombo-abdominales. Abolition du sens génital. Cécité de l'œil droit. Amélioration rapide par l'iodure de potassium.

OBS. LIX. — (Ladreit de Lacharrière).

Uréthrite. — Chancres. — Adénopathies multiples. — Eruptions ulcéreuses et papuleuses. — Paraplégie avec hyperesthésie; eschares multiples. — Affaiblissement général. — Mort. — Autopsie.

B..., 51 ans, journalier, entre à l'hôpital Cochin, dans le service de M. Gosselin, le 4 juin 1857.

Il y a quinze ans, éruption cutanée.

En 1856, affection sur le nez, avec quelques grosseurs dans les aines, puis ulcérations persistantes sur les deux avant-bras. Depuis trois mois environ, la miction se fait mal ; il y a eu d'abord rétention d'urine, bientôt remplacée par de l'incontinence. Cette incontinence s'accompagne de fourmillements, avec engourdissements dans les membres, et de difficulté dans la marche.

L'état du malade à son entrée est le suivant : incontinence d'urine, sans bsoin d'uriner : pas de selles involontaires ; impossibilité de marcher sans béquilles ; sensibilité conservée, mais sensation de froid aux cuisses et aux jambes. Engourdissements, fourmillements ; pas de douleurs dans la région vertébrale. Aucune saillie appréciable. Sur le tronc et sur les membres, éruption confluente de papules saillantes, d'une coloration cuivrée, caractéristique. Cicatrices larges sur la face postérieure des deux avant-bras, et sur le fourreau de la verge. Adénopathies multiples, indolentes, induration de la queue de l'épididyme.

Traitement. Liqueur de Van Swieten (1 cuillerée à bouche).

4 juin. Mouvements convulsifs dans les deux membres inférieurs.

Le 5. Analgésie du membre gauche. Traînée de potasse caustique le long de la collonne lombaire.

Le 8. Hyperesthésie. Incontinence des selles et des urines. On supprime la liqueur de Van Swieten que l'on remplace par l'iodure de potassium (1 gr.). Frictions mercurielles.

Le 12. Rougeur de la verge. Phymosis ; eschares sur la région trochantérienne gauche et sur la région sacrée. Rougeur des deux régions malléolaires externes. Hyperesthésie très accusée.

Le 20. Les eschares commencent à se détacher. Frissons violents.

Le 5. Les symptômes s'aggravent. Mort.

Autopsie (douze heures après la mort). — Aucune espèce de tumeur dans le rachis. La moelle et les enveloppes paraissent saines. On constate seulement à la partie supérieure de la région dorsale une légère pigmentation à la coupe, et un peu de diminution dans la consistance du tissu. Les autres organes sont sains.

Obs. LX. — Lewin).

F..., négociant, 31 ans, issu d'une famille saine, fut atteint en 1863 d'un chancre induré, et suivit à cette époque un traitement mercuriel qui dura trois semaines.

Deux mois après, sur le front éruption papuleuse. (Iodure de potassium pendant cinq semaines.) Huit semaines plus tard, enrouement, gène de la déglutition. En 1864, après de nombreuses fatigues, il se déclara subitement une paralysie, avec constipation, paralysie de la vessie et catarrhe vésical.

Etat actuel (juillet 1865). — Pas de sensibilité à la pression du rachis. Le membre inférieur gauche est un peu plus faible que le droit; la sensibilité est intacte. Contractilité électro-musculaire normale. L'iodure de potassium améliora cet état; on pratiqua ensuite des injections hypodermiques de sublimé.

La guérison, à la suite de ce traitement, fut à peu près complète.

Obs. LXI. — (Braus).

Homme de 38 ans. Il y a six mois, chancre induré; traitement mercuriel. Trois mois après, douleurs dans la région lombaire; pesanteur, faiblesse des jambes; épuisement, anorexie; amaigrissement. La faiblesse gagna les bras. Intelligence et mémoire nettes. Hypertrophie du foie; psoriasis palmaire et plantaire.

Frictions mercurielles, iodure de pstassium. — Disparition de tous les symptômes.

Obs. LXII. — (Chevalet).

Myélite ascendante d'origine syphilitique guérie par les frictions mercurielles.

X..., âgé de 39 ans, sergent de ville, entre à l'hôpital de la Charité, le 11 novembre 1868. En 1860, sa femme lui a communiqué un chancre induré, avec pléiade inguinale. Il a eu ensuite des maux de gorge et des plaques muqueuses.

Pendant quatre ans, il se traite par l'iodure de potassium et la liqueur de Van Swieten, à quatre cuillerées par jour. Tout disparaît, il se croit guéri.

Le 2 novembre 1868, étant de garde la nuit aux Halles, il ressent une douleur lombaire, avec parésie des membres. Il peut encore marcher pendant deux jours, puis il s'alite.

A son entrée, il se plaint de douleurs en ceinture ; il est obligé de remuer ses jambes avec ses mains. Les réflexes sont éteints. Pas d'atrophie. Sensations de tact, de température, de douleur conservées. Rien aux bras. Miction facile, érections rares.

Le 23. Envahissement des membres supérieurs. Progrès rapides. Paraplégie très complète. Contractilité galvanique persistante. Réflexes exagérés par le châtouillement; douleur lombaire ascendante; parole embarrassée; céphalée. — Frictions mercurielles.

1er décembre. Légère amélioration.

Le 5. Les bras se meuvent, mais l'effort est passager. On suspend le traitement pendant six jours.

Le 13. Mouvements volontaires des jambes. Selles naturelles.

Le 18. Commence à marcher.

3 janvier. Sort guéri.

Obs. LXIII. — (Buzzard. The Lancet August 18, 1877).

Paraplégie syphilitique, à la période tertiaire. — Fourmillements plantaires, douleurs en ceinture ; soubresauts des jambes. — Guérison par les anti-syphilitiques.

H. G..., âgé de 54 ans, entre au National Hospital le 28 octobre 1874 Il est atteint de paraplégie ; la station est impossible. Diminution considérable de la sensibilité tactile dans les deux membres, avec engourdissements.

Le début s'est fait en avril 1873, après que G... eut pris froid une nuit. Il n'a jamais souffert d'angine, et il nie la syphilis. Jamais de traumatisme sur la colonne. On prescrit l'iodure de potassium à la de 10 gr., augmentée jusqu'à 30.

L'amélioration commence dès le début. En janvier, il peut se tenir sans appui; alors apparaît sur la main droite un ulcère récent, qui ressemble à une syphilide tuberculeuse ulcérée ; elle devient serpigineuse.

En janvier, aggravation nouvelle; on prescrit alors l'iodure de mercure, frictions mercurielles.

En juin, ramollissement fongueux d'une gomme dans le maxillaire inférieur et d'une autre à l'angle inférieur de l'omoplate.

En juillet 1876, la paraplégie est radicalement guérie ; mais l'ulcération de la main persiste ; elle ne guérit qu'au printemps.

— Butzard admet l'existence d'une méningo-myélite à la région dorsale. Il fait remarquer que la syphilide ulcéro-serpigineuse est survenue fort à propos pour montrer la nature véritable de la lésion spinale.

Obs. LXIV (résumée). — (Bastard. Union médicale, 1878).

Syphilis. — Lésions cutanées (syphilide herpétiforme) et médullaires (paralysie incomplète). — Guérison en trois mois.

Homme de 27 ans, bonne santé habituelle, pas d'habitudes alcooliques. Au mois de janvier 1878, chancre induré du gland.

A la fin de février, éruption pustuleuse intense, pour laquelle il prit des pilules de protoiodure.

Peu de temps après, éruption abondante de vésicules disposées en groupes sur toute la surface du corps (syphilis herpétiforme).

Il entra alors au Midi dans le service de M. Simonet, où il a été soigné par des bains de sublimé et des pilules de protoiodure. Peu après sa sortie de l'hôpital, l'éruption ayant repris uno plus grande intensité le malade se présenta à Saint-Louis.

On constate alors la cicatrice du chancre, des pléiades ganglionnaires inguinales et l'éruption qui existe sur toute la surface du corps, et formée de groupes de vésicules disposés en cercles et entourés d'une teinte cuivrée de la peau bien différente de la coloration érythémateuse qui accompagne l'herpès idiopathique. Douleur ostéocopes, céphalée avec insomnies. Pil. protoiodure.

Deux jours après l'entrée la miction fut impossible. En même temps constipation. (Lavement.)

Avec les troubles de la vessie et du rectum se sont développés des troubles du côté des membres inférieurs.

La jambe droite fléchit ; la jambe gauche est le siège de troubles de la sensibilité qui n'existent pas à droite. Douleur dans la colonne vertébrale ; pression douloureuse au niveau des apophyses lombaires.

En raison de ces faits on diagnostique une tumeur syphilitique comprimant la partie latérale droite de la moelle au niveau de sa portion terminale. Iodure de potassium, 2 gr. ; on continue l'administration du mercure.

Huit jours après l'institution de ce traitement, le malade peut uriner seul, et quelques jours plus tard il retrouve les mouvements et la sensibilité.

Actuellement le malade marche bien, les troubles du côté de la vessie et du rectum ont complètement disparu, et la syphilis herpétiforme est en bonne voie de guérison.

En résumé, cas remarquable par la rapidité de l'évolution ; en effet, à la roséole a succédé immédiatement une affection cutanée plus grave, la syphilis herpétiforme rangée, par M. Hardy, parmi les accidents intermédiaires à la période secondaire et à la période tertiaire. En même temps, accidents médullaires dus au développement probable d'une tumeur gommeuse des enveloppes de la moelle ou de la moelle elle-même, ou à une exostose. Tous ces phénomènes se sont passés dans l'espace de six mois.

Obs. LXV (résumée). — (Le Petit).

Paraplégie complète survenue six mois après l'accident primitif. — Eschare au sacrum. — Mort. — Autopsie. — Gommes des méninges.

D... (Louis), charretier, 20 ans, sans antécédents morbides héréditaires, contracte à la verge, en décembre 1877, un chancre induré ; un mois après plaques muqueuses à la gorge pendant trois mois malgré le traitement ; pas d'autres accidents secondaires.

Depuis le commencement d'avril, incontinence d'urine. Au mois de mai, douleurs vagues plus vives la nuit dans les membres inférieurs et au niveau des lombes. Céphalée nocturne, les érections deviennent lentes, incomplètes ; les courses longues sont pénibles ; en marchant les pieds rasent le sol.

Depuis quelques temps constipation habituelle ; la douleur et l'affaiblissement dans les membres inférieurs font de rapides progrès, et obligent le malade à entrer à Beaujon le 10 juillet.

Etat actuel. — Station debout douloureuse ; aucune douleur du rachis, aucune saillie sensible à la pression. Depuis deux mois vaste eschare au sacrum. (Dès l'entrée, traitement mercuriel.)

15 juillet. Paraplégie complète, sensibilité très diminuée.

Le 17. Incontinence des matières fécales s'ajoute à l'incontinence de l'urine.

Le 30. Légère amélioration; le malade remue légèrement les orteils.

Mais cette amélioration est de courte durée; bientôt lèsmouvements redeviennent impossibles, il survient des douleurs en ceinture avec sensation pénible de froid, puis de chaleur surtout au membre inférieur gauche. Affaiblissement progressif; fièvre le soir.

28 septembre. On remplace le sirop de Gibert par l'iodure de potassium, 8 gr. par jour.

Malgré cela la maladie fait des progrès continuels, le malade s'affaiblit de plus en plus et succombe le 6 octobre.

Autopsie. Au niveau de la queue de cheval, tumeurs multiples qui paraissent formées au dépend des envoloppes de la moelle, variant depuis le volume d'un grain de millet jusqu'à celui d'une petite noix. Ces tumeurs sont dures, grisâtres et constituées par des gommes.

Obs. LXVI (résumée). — (M. Mauriac).

Syphilis cérébro-spinale. — Ramollissement de la moelle épinière.

N..., 27 ans, boulanger, entre dans le service de M. Mauriac le 11 juin 1872.

Chancre induré récent, suivi d'accidents secondaires. Dès son entrée à l'hôpital, le malade prend du protoiodure auquel on ajoute bientôt de l'iodure de potassium, à cause d'une céphalalgie générale et incessante.

Malgré cela, le 5 juillet, troubles du côté des yeux, brouillard, larmoiement; le lendemain, prolapsus de la paupière supérieure. — 6 gr. d'iodure de potassium et 2 gr. de protoiodure.

Le 27. Amélioration. Séton à la nuque.

30 septembre. Sort guéri et cesse tout traitement.

30 octobre. (7e mois du chancre.) Hémiplégie très incomplète du côté gauche du corps.

Sous l'influence d'un traitement mixte, amélioration rapide, et, le 21 novembre, la paralysie et les troubles oculaires ont presque complètement disparu.

Etat général satisfaisant.

5 décembre. Guérison complète.

5 janvier. Repris tout à coup de torpeur et de faiblesse des extrémités inférieures ; la sensibilité cutanée est peu émoussée.

Accès violents d'oppression sans lésion du cœur ni des poumons. Miction difficile, érections nulles.

18 février. Les vertèbres dorso-lombaires deviennent très douloureuses à la pression. Amaigrissement.

23 mars. Paraplégie complète. Incontinence des urines et des matières fécales. Eschare au sacrum.

2 avril. Difficulté de la déglution, raideur de la nuque.

Mort.

Autopsie. Le cerveau ne présente pas de lésion.

Après l'ablation de la moelle épinière on constate que le canal vertébral n'offre aucune saillie ; il est rempli de sang à la partie inférieure.

La moelle, recouverte de son enveloppe, est blanchâtre à sa partie supérieure. Au niveau de la queue de cheval, les nerfs sont recouverts d'un gris rougeâtre semblable à du pus. A ce niveau, les enveloppes de la moelle, les nerfs de la queue de cheval, la moelle, les vertèbres sont rouges et paraissent enflammées.

La moelle, examinée au microscope, est tellement ramollie à la terminaison qu'il est impossible de dire ce qui existe à ce niveau.

Obs. LXVII (résumée). — (Recueillie par Vinache).

Pierre H..., 35 ans, garçon de salle, constitution faible, entre à l'hôpital Saint-Louis.

Bonne santé habituelle, pas d'habitudes alcooliques.

Au mois d'août 1878, chancre induré ; trois mois après, éruption généralisée papuleuse. (Pil. protoiodure de potassium.)

29 mars 1879. Kérato-conjonctivite, iritis condylomateuses de l'œil gauche. 3 gr. d'iodure de potassium.

Tel était l'état du malade quand, le 28 avril, survint, sans cause appréciable, une paraplégie brusque qui, deux heures après, l'empêchait de se tenir sur les jambes. En même temps, il y avait de l'incontinence des urines.

Huit ventouses scarifiées sur la région lombaire ; iodure de potassium, 4 gr. ; frictions mercurielles.

2 mai. Paraplégie complète ; les pieds sont froids. Sensibilité abolie sur les deux jambes ; miction et défécation passives.

Le 6. Légère amélioration.

Le 25. Elévation possible des membres dans l'extention. Il n'y a plus de douleur en ceinture; la paralysie de la vessie et du rectum persiste. Réflexe rotulien très net, surtout à droite.

22 juillet. Miction facile et volontaire; pas de constipation; le malade marche appuyé sur une canne.

2 septembre. Retour de la paraplégie; abolition de la motilité et de la sensibilité; douleurs en ceinture.

Le 4. Soubresauts légers dans le tronc. Rétention des urines et des matières fécales; fièvre légère; anorexie, urines ammoniacales. Quelques jours après, eschares aux talons. La mort survient trois mois plus tard.

MYÉLITES SYSTEMATISÉES,

Les développements dans lesquels nous sommes déjà entrés, à propos des myélites systématisées, nous permettront de ne dire que peu de mots sur ces formes de troubles médullaires spécifiques. Nous avons vu que leur existence dans la syphilis est exceptionnelle. En tout cas, nous devons rechercher si l'atrophie musculaire ou l'ataxie locomotrice, lorsqu'elles dépendent de la syphilis, ont une forme symptomatique différente de ce qu'on observe habituellement.

Les exemples d'*atrophie musculaire* d'origine syphilitique que l'on connaît sont l'observation rapportée par Déjérine et celle qui a été recueillie par Caizergues; quant à celle de Rodet, elle est bien incertaine, car le malade est pris, quelques jours seulement après l'apparition du chancre, de contractures dans la main droite et d'atrophie des masses musculaires de la face palmaire; les plaques muqueuses n'apparaissent qu'après. Dans le fait rapporté par Déjérine, la maladie débuta par les membres inférieurs dont les muscles s'atrophièrent très rapidement et devinrent le siège de douleurs très vives ; il y avait une zone d'hyperestésie au mollet et au cou-de-pied ; en même temps apparaissaient des signes d'une syphilis grave ; la mort survint au bout de deux mois. Chez le malade qui a été observé par Caizergues, l'atrophie débuta également par les membres inférieurs et atteignit ensuite l'épaule gauche, puis l'épaule droite ; dans ce cas, l'affection suivit une marche chronique et rebelle à tout traitement ; il n'y avait pas d'accident syphilitique concomitant.

On le voit, d'après ces seuls faits, il est difficile de tracer les symptômes de l'atrophie musculaire syphilitique. Peut-on dire que le début par les membres inférieurs est plus particulier à cette forme ? Nous n'osons rien affirmer. Le traitement ne modifie guère cette affection. Du reste, presque tous les cas d'atrophie musculaire, dans la syphilis, sont indépendants de la diathèse, ou s'ils sont produits par elle, c'est d'une façon secondaire ; alors, ils n'ont rien qui soit spécifique, leurs symptômes et leur marche ne diffèrent nullement de ceux que présente l'atrophie musculaire simple. Caizergues rapporte plusieurs exemples de ce genre d'atrophie musculaire syphilitique secondaire. Nous n'avons pas à les étudier ici.

Ataxie syphilitique. — La lésion des cordons postérieurs produite par la vérole, a-t-elle un caractère symptomatique particulier ? On a signalé des exemples nombreux d'ataxie de cette nature et, nous avons fait des restrictions à cet égard, à propos de l'étiologie. D'après l'examen des cas qui paraissent véritablement spécifiques, on pourrait peut-être avancer que l'ataxie syphilitique est surtout constituée par les formes dites anormales, dans lesquelles la lésion n'est pas exclusivement limitée aux cordons postérieurs, mais gagne les cordons voisins et les cornes grises, même les cornes antérieures.

Elle a donc rarement un type classique et nettement dessiné ; aux symptômes d'incoordination de la motilité s'ajoutent des troubles atrophiques, des contractures, etc... La durée et la marche des accidents n'ont rien de spécial ; la guérison est encore plus rare que dans les myélites diffuses. Si la syphilis se localise rarement, d'une facon isolée, aux cordons postérieurs, les dégénérescences secondaires de ces cordons à la suite des lésions spécifiques de la moelle sont fréquentes ; ces cas d'ataxie secondaire consécutive à des myélites diffuses sont signalés dans un certain nombre d'observations ; tels sont les cas de M. Homolle, de M. Charcot, etc...

Les cordons de Goll, eux aussi, peuvent être atteints dans les myélites syphilitiques.

DIAGNOSTIC.

Reconnaître si une myélite est causée par la syphilis, est un point capital et de la plus haute importance, au point de vue du pronostic et du traitement, c'est-à-dire au point de vue de l'intérêt du malade. Malheureusement, d'après ce que nous avons dit jusqu'ici, on peut juger que le diagnostic présente souvent les plus grandes difficultés.

« Trois moyens principaux, dit Caizergues, permettent d'établir les véritables rapports de causalité existant entre la syphilis et les scènes locales qu'elles déterminent dans la moelle ; ce sont l'étiologie, la symptomatologie et le traitement. C'est, en effet, de l'étude comparée des phénomènes antérieurs, actuels et consécutifs que jaillit la lumière du diagnostic véritable. »

Il faudra donc, dès qu'on se trouve en face d'un paraplégique, rechercher avec soin les antécédents du malade, examiner s'il ne présente pas de cicatrices spécifiques, s'il n'a pas eu, à une époque plus ou moins reculée, les accidents classiques de la syphilis. Cette recherche est quelquefois difficile ; si l'on vient à trouver l'existence d'accidents spécifiques anciens, est-on en droit de conclure à la nature spécifique des troubles médullaires ? Beaucoup d'auteurs répondent par l'affirmative; cette circonstance ne nous paraît pas toujours suffisante, et quand l'infection remonte à une époque déjà fort éloignée, quand la maladie diathésique ne s'est pas depuis longtemps affirmée par des manifestations multiples, on peut penser que l'affection médullaire est étrangère à la syphilis. Cependant, dans les cas où toute cause diathésique autre que la vérole fait défaut dans les antécédents du malade, dans les cas où une cause accidentelle ne peut être invoquée, on a le droit de regarder la myélite comme spécifique, et le devoir d'instituer un traitement antisyphilitique.

Pour Rosenthal, quand l'interrogatoire d'un malade révélera quelques symptômes vagues d'affection spinale, on devra surtout, s'il s'agit d'un sujet jeune, porter toute son attention sur les antécédents au point de vue de la syphilis.

Lorsque la myélite apparaît avec d'autres manifestations syphilitiques, soit avec des accidents secondaires, soit avec des accidents plus tardifs, la nature diathésique de tous les phénomènes que l'on a sous les yeux est trop visible pour qu'on puisse la méconnaître. Le diagnostic, dans ces cas, est faible ; on n'attribuera pas les troubles médullaires à une cause autre que celle qui produit les manifestations concomittantes.

Valeur diagnostique des accidents cérébraux et médullaires antérieurs. — La syphilis, on le sait, n'a pas l'habitude de se confiner en un point isolé de l'économie, la plupart des organes ressentent les atteintes de la diathèse. Aussi, dans bien des cas, la moelle est touchée après d'autres parties du système nerveux. Souvent, avant de devenir paraplégiques, les malades ont eu des accidents cérébraux qui ont complètement disparu sous l'influence d'un traitement spécifique. Il faudra donc, lorsqu'on soupçonne la nature syphilitique d'une myélite, rechercher s'il n'y a pas eu des troubles encéphaliques. Si on peut en constater dans les antécédents, si on apprend que le malade a eu, soit des attaques apoplectiformes, soit des vomissements, des paralysies plus ou moins limitées, la spécificité des troubles médullaires sera regardée comme probable. Pour Buzzard, toute paraplégie qui succède à une hémiplégie est syphilitique. Cette opinion est trop absolue ; on pourrait cependant rapporter quelques observations qui paraissent confirmer ce fait : ainsi, Lucas-Championnière (1851) a observé un syphilitique qui était atteint d'hémiplégie, de paralysie du moteur oculaire commun et d'anesthésie, et qui guérit de tous ces accidents par le traitement spécifique ; quelque temps après, les phénomènes se reproduisirent. Dans ce cas, du reste, à cause de la diffusion des symptômes, on devait penser à la syphilis. A plus forte raison il en sera de même lorsqu'on trouvera chez un malade l'existence d'une myélite antérieure qui aura disparu sous l'influence d'un traitement antisyphilitique. Telles sont les conditions étiologiques d'après lesquelles on doit se guider pour le diagnostic.

Le caractère symptomatique des myélites syphilitiques a pour le diagnostic une valeur moins grande; pourtant, la diffusion des symptômes, la fréquence des troubles génito-urinaires au début, la prédominance de la paralysie sur les altérations de la sensibilité, et enfin les oscillations et les récidives fréquentes devront faire rechercher la spécificité. Un début brusque ne doit pas faire rejeter l'idée de la syphilis. Quant aux considérations qui s'appuient sur l'âge et sur le sexe, elles n'ont pas une grande importance pour le diagnostic. En effet, si la syphilis médullaire est surtout fréquente dans l'âge adulte et chez les hommes, il n'en est pas moins vrai que des individus placés dans des conditions d'âge et de sexe identiques peuvent avoir des paraplégies indépendantes de la vérole.

Diagnostic par le traitement. Quelle est sa valeur ? — Lorsqu'on doute de la nature syphilitique d'une lésion, il faut, dit-on, donner un traitement spécifique : si les accidents disparaissent, l'affection est constituée par la syphilis ; s'ils résistent à la médication, ils ne sont pas sous la dépendance de la diathèse. Ce caractère est vrai en général, mais il est loin d'être constant.

Une myélite améliorée ou guérie par le mercure et l'iodure de potassium ne peut pas être dite sûrement syphilitique; on ne peut que soupçonner sa spécificité Comme le disent Zambaco et Leyden, il y a des myélites sûrement syphilitiques qui résistent à un traitement mixte des plus énergiques ; de plus, certaines affections, qui n'ont rien de commun avec la vérole, sont influencées très favorablement par le mercure. On a pu voir dans plusieurs des observations précédentes qu'en dépit du traitement la maladie a suivi sa marche progressive ; donc, la valeur diagnostique du traitement est beaucoup moins certaine qu'on l'a affirmé.

Diagnostic des myélites syphilitiques avec d'autres variétés de lésions médullaires.

Avec le rhumatisme spinal. — Plusieurs maladies générales ont, comme la syphilis, le pouvoir d'intéresser la moelle. Voyons quels sont les caractères qui permettent de distinguer chacune de ces localisations diathésiques. Les exemples de rhumatisme spinal sont, comme le fait remarquer Ollivier, moins rares qu'on ne le croit généra-ment. Le début de cette complication est presque toujours brusque et s'accompagne d'une fièvre vive, d'une ascension assez forte de la température et d'une rachialgie extrêmement violente. On observe souvent avec la paralysie des membres inférieurs une hyperesthésie très marquée, souvent des contractures et quelquefois la paralysie du rectum et de la vessie. Ces phénomènes graves s'amendent en général rapidement, ils disparaissent brusquement pour faire place aux manifestations articulaires ou à d'autres complications viscérales du rhumatisme, à des péricardites, à des endocardites, à des pleurésies ou à des pneumonies rhumatismales. Habituellement, ce n'est pas à la première attaque de rhumatisme que surviennent les complications médullaires; on trouvera donc, dans les antécédents, des manifestations antérieures de la diathèse. On peut le voir, d'après ce rapide exposé : le rhumatisme spinal est différent par l'ensemble de ses symptômes, par son allure particulière, de la syphilis médullaire. On observe quelquefois, il est vrai, dans les myélites syphilitiques, un début brusque, une rachialgie très vive, et une marche rapide des accidents; cependant, l'affection n'a que rarement la brusquerie qu'on observe pour le rhumatisme, et, surtout, la disparition des accidents est toujours plus lente, plus graduelle, et ne ressemble pas à cet évanouissement rapide des accidents nerveux du rhumatisme. Du reste, quand on voit survenir, en même temps que les complications médullaires, des accidents articulaires aigus, le diagnostic de rhumatisme spinal s'impose de lui-même. On voit donc que le rhumatisme de la moelle se distingue de la syphilis médullaire par la nature des accidents antérieurs, par son allure spéciale, et surtout par la nature des manifestations diathésiques consécutives.

Quant aux lésions médullaires de la goutte, Jaccoud en cite trois faits très nets ; Graves a vu deux goutteux mourir paraplégiques avec ramollissement considérable de l'axe spinal. Curling rapporte un exemple d'hématomyélie chez un goutteux. La goutte peut donc produire des troubles médullaires, il faut distinguer ses accidents spinaux de ceux de la syphilis. Malheureusement, les indications que l'on trouve sur les myélites goutteuses sont bien vagues. Nous ferons, à ce propos, les mêmes remarques que pour le rhumatisme spinal : on soupçonnera que les troubles paralytiques sont sous la dépendance de la goutte lorsqu'ils surviendront chez un individu ayant eu déjà, soit des poussées fluxionnaires caractéristiques vers les orteils, soit des phénomènes d'asthme ou d'angine de poitrine, etc., quand ils apparaîtront en faisant cesser subitement les accidents préexistants, et qu'ils disparaîtront brusquement pour être remplacés par les phénomènes qui les ont précédés.

Ollivier a communiqué à l'Académie de médecine (14 mai 1878) une observation dans laquelle on a vu se faire, du côté du canal rachidien, des altérations caractérisées par une infiltration uratique de la face externe de la dure-mère spinale, et rentrant, par conséquent, dans le cadre de la vraie goutte viscérale.

Je ne parlerai pas des myélites produites soit par l'intoxication saturnine, soit par l'hydragyrisme ; leurs symptômes sont assez caractéristiques, et la connaissance des antécédents assez nette pour mettre sur la voie du diagnostic. Il en est de même des paralysies dyphthéritiques qui peuvent, comme on le sait, revêtir toutes les formes possibles ; dans ce cas, l'existence plus ou moins récente d'une diphthérie fera facilement reconnaître la nature du mal.

Les différentes tumeurs qui se développent sur la colonne vertébrale peuvent donner lieu à des erreurs de diagnostic. Certaines tumeurs fibreuses et quelquefois le cancer par la compression qu'ils exercent sur la moelle produisent des symptômes semblables à ceux des exostoses syphilitiques. Le diagnostic est difficile. On peut quelquefois arriver à distinguer les troubles nerveux qui dépendent d'une compression médullaire, de ceux que déterminent les lésions primitives de la moelle ; mais il est à peu près impossible, par l'examen des troubles nerveux seuls, de reconnaître la cause de la compression. Dans ce cas les antécédents du malade, son état général, les affections concomitantes et la marche de la maladie sont les seules bases du diagnostic.

Si on constate la présence d'exostoses sur différentes parties du squelette, on attribuera les accidents médullaires à une tumeur osseuse syphilitique intra-rachidienne.

Diagnostic de la nature anatomique de la lésion.

La syphilis une fois reconnue comme la cause des troubles nerveux, il faut rechercher la nature des altérations qui les produisent. Est-ce une compression médullaire, ou une myélite vraie ? Nous n'avons pas à insister ici sur les caractères différentiels qui distinguent la compression médullaire des inflammations ayant pour siège primitif les éléments du névrose ; cette question a été déterminée par Brown-Séquard ; l'intensité des douleurs rachialgiques s'accompagnant de la diminution de la motilité d'un membre et d'anesthésie dans le membre du côté opposé, est un signe de compression latérale de la moelle. A ce propos, Lancereaux s'exprime ainsi : « Une paraplégie incomplète accompagnée de sensations douloureuses sur le trajet des cordons nerveux, et de contracture, indique plus particulièrement une lésion des enveloppes ; au contraire, une paraplégie complète avec mouvements réflexes est plutôt le signe d'une lésion primitive de la moelle épinière. »

Nous ne parlerons pas du diagnostic, du siège ; les caractères qui permettent de l'établir ne diffèrent en rien de ceux que l'on constate pour toutes les myélites. Du reste, ce diagnostie de la nature exacte de la lésion a un faible intérêt pratique, du moment que la cause diathésique de l'affeétion est reconnue. C'est là le point important pour le malade ; car on peut alors instituer un traitement actif et véritablement efficace.

PRONOSTIC.

Dans une maladie dont les formes et la marche sont aussi variables que celles des myélites syphilitiques, il est difficile de porter un pronostic certain. D'une façon générale, l'on peut affirmer qu'une myélite de cause spécifique est souvent moins grave que les inflammations médullaires indépendantes de la syphilis. Malgré cela, on n'est pas autorisé à porter un pronostic favorable. Evidemment une myélite reconnaissant pour cause la vérole a plus de chance de guérison qu'une autre; mais aussi combien sont nombreux les exemples de guérison incomplète? N'avons-nous pas vu des accidents nerveux, des paralysies manifestement syphilitiques résister à tout traitement, et se terminer par la mort, quoi qu'on ait pu faire?

« On aurait tort, dit Jullien, de représenter la paraplégie syphilitique comme une manifestation peu grave; à la vérité, on peut dire que le mercure et l'iodure de potassium jouissent à son égard d'une efficacité merveilleuse; et c'est même là le véritable critérium du diagnostic; mais guérissent-ils toujours complètement? Assurément non! Que l'on ait vu des malades atteints d'une paralysie des jambes et même des quatre membres, revenir à la santé, le fait n'est pas douteux; Fournier et Buzzard en ont cité quelques exemples, mais ce sont là des cas exceptionnels; la règle, c'est que le tissu mordide ne disparait pas sans laisser quelques traces de son passage : c'est la guérison avec reliquat, avec infirmité, et ajoutons le avec récidives possibles, probables même, et de plus en plus graves. Le mal est-il livré à sa marche naturelle, il faut redouter les plus sérieuses complications : la rétention des urines peut entraîner des lésions incurables du côté de la vessie, des reins, et le décubitus auquel le patient est condamné devient trop souvent l'origine d'eschares étendues susceptibles d'aboutir à de vastes destructions de tissus, et finalement à l'infection purulente. » Rosenthal exprime la même opinion ; pour lui, le pronostic de la myélite syphilitique doit être des plus réservés ; quand l'organisme est infecté depuis plusieurs années, l'apparition des troubles significatifs du côté de la moelle doit être considérée à tous les points de vue comme chose grave.

Si une intervention thérapeutique rapide peut avoir raison de certaines formes bénignes, il existe de nombreux exemples où elle reste impuissante ; de plus, les récidives sont toujours à craindre malgré, les meilleures apparences de santé.

Il n'est pas besoin de le dire, le pronostic varie beaucoup suivant les formes, l'étendue et le siège des myélites.

Les paraplégies qui apparaissent avec les accidents secondaires seraient moins graves que celles qui surviennent tardivement. Ainsi, pour Broadbent, la coexistence de lésions secondaires et de phénomènes médullaires allége le pronostic. Il est évident qu'à cette époque les désordres occasionnés par la syphilis sont moins profonds ; mais il ne faut pas oublier non plus que la marche des accidents est plus rapide, et que, si dans ces circonstances, un traitement hâtif n'est pas institué, les lésions progressent vite et deviennent bientôt plus graves que dans les formes chroniques.

Même à la période tertiaire, quand l'activité diathésique paraît presqu'éteinte, la syphilis peut produire des myélites aiguës. Dans une de nos observations précédentes, la paralysie survint après les accidents tertiaires, et prit néamoins une marche rapidement ascendante qui emporta la malade en quinze jours.

De tels faits sont rares, mais ils prouvent que le pronostic doit toujours être réservé.

L'*étendue* des lésions médullaires apporte également des différences dans la gravité du pronosctic. *Les périodes de la lésion* ont également de l'importance : « Au début, quand le tissu conjonctif est encore à l'état embryonnaire, il y a de l'espoir; son passage à l'état adulte est une circonstance aggravante : plus une myélite est ancienne, plus elle a résisté, plus elle résistera. (Caizergnes.) » Quant à l'intensité des symptômes, elle est d'un bien faible secours pour établir le pronostic; souvent des cas graves ne sont traduits que par une légère parasie et par des phénomènes en apparence légers, tandis que d'autres qui ont guéri complètement ont déterminé dès le début une paraplégie complète. Les myélites systématisés sont d'un pronostic plus fâcheux qne les myélites diffuses.

Nous ne parlerons pas de l'influence des maladies intercurrentes sur les paraplégies syphilitiques; c'est un sujet trop discutable et trop mal connu. Qu'il nous suffise de signaler une observation de M. Lailler, qui vit une femme syphilitique guérie de sa paraplégie par le choléra. Est-ce une simple coïncidence? On ne peut se prononcer à cet égard. Valdemar regarde comme favorable l'existence de plaies et d'ulcérations spécifiques et il recommande de ne pas chercher à les guérir quand il existe une complication médullaire. Disons pour terminer cette question du pronostic, qu'il faut faire de grandes réserves au point de vue de l'avenir du malade; une guérison même complète ne le met pas à l'abri des récidives. Valdemar prétend que sous ce rapport les pronostics sont trop favorables, qu'on se presse trop de regarder la guérison comme définitive parce qu'on ne suit pas assez les malades. D'après ses statistiques, et d'après celles de Keyes, les exemples de guérison sont peu communs.

TRAITEMENT.

Après avoir étudié les conditions étiologiques des myélites syphilitiques et les signes par lesquels elles se révèlent au médecin, nous devons examiner par quels moyens on peut les combattre.

Nous ne rechercherons pas quelle peut être l'efficacité de la médication. On se rappelle les exemples que nous avons déjà donnés à ce propos ; c'est une question sur laquelle nous ne voulons pas revenir. Nous nous contenterons de rappeler ce fait : que, s'il y a des cas qui résistent au traitement, l'efficacité de ce dernier paraît incontestable dans un assez grand nombre d'observations. On doit donc y avoir recours toutes les fois qu'on soupçonne la nature spécifique d'une myélite, même lorsqu'on reste dans le doute sur le diagnostic exact. A cet égard, il n'y a pas d'hésitation possible ; car le médecin serait coupable de méconnaître la cause du mal et de perdre un temps précieux. Du reste, s'il se trompait, quel mal ferait-il courir au malade, puisque bien des affections non syphilitiques se trouvent améliorées par le traitement spécifique ?

Le traitement doit être hâtif. — C'est une règle sur laquelle tout le monde est d'accord ; en effet, il ne faut pas laisser le temps au processus diathésique de détruire les éléments médullaires, et d'occasionner des lésions incurables. « Jeune encore, dit Fournier, la syphilis cérébrale cède assez aisément, dans la plupart des cas, à l'action du traitement spécifique ; plus âgée, elle se montre bien plus rebelle, et, vieille, elle est au-dessus des ressources de l'art. »

On devra donc instituer le traitement dès le début, et ne pas attendre que les symptômes soient nettement établis. De cette façon, on met de son côté toutes les chances de guérison.

Il doit être énergique. — Les éléments de la médication ne sont pas différents de ceux qu'on emploie contre les autres manifestations de la syphilis; seulement, en raison de la gravité des myélites syphilitiques et de la rapidité avec laquelle elles produisent des lésions indélébiles, on ne saurait agir avec trop d'énergie. On se conduira donc, dans ce cas, ainsi que Fournier le conseille pour la syphilis cérébrale : « Sous peine de rester impuissant, il faut frapper fort; il faut un traitement spécial comme intensité; car si l'on se contente du mode de traitement habituel, d'une médication légère, on n'obtiendra aucun résultat sérieux. »

Utilité du traitement mixte. — On voit quelquefois certaines manifestations tardives qui résistent complètement à l'iodure et cèdent rapidement sous l'influence du mercure. Par contre, certains troubles voisins du début de l'infection sont promptement améliorés par l'iodure de potassium. On peut donc être embarrassé sur le choix du médicament à employer. Mais ici de tels tâtonnements, une telle expérimentation n'est pas permise ; il faut agir vite. C'est donc au traitement mixte qu'on doit avoir recours ; il faut associer les deux médicaments antisyphilitiques, le mercure et l'iodure. En agissant ainsi, on n'obtient pas des effets thérapeutiques moins puissants ; au contraire, il est prouvé que la combinaison de ces deux substances a plus d'action que l'administration isolée de l'une d'elles. Seulement, ce traitement peut être légèrement modifié suivant l'époque de l'infection à laquelle éclatent les accidents nerveux. Dans les myélites précoces, tout en associant le mercure et l'iodure, on insistera davantage sur le mercure ; mais, dans aucun cas, il ne faudra se contenter de prescrire une seule de ces substances. On peut, il est vrai, citer beaucoup d'observations dans lesquelles l'un ou l'autre de ces médicaments a produit de véritables succès ; mais cette circonstance n'est pas suffisante pour autoriser une telle pratique.

A quelles doses et comment faut-il administrer ces substances ? — Pour obtenir une action prompte et énergique, il ne faut pas craindre d'instituer un traitement des plus actifs ; on doit donner le mercure et l'iodure à dose très élevée.

Pour le mercure, on le prescrira en frictions de préférence à la voie stomacale ; de cette façon, il est souvent mieux toléré, et on peut, sans produire de l'intolérance gastrique, le faire absorber à doses plus fortes que par l'estomac. On fera donc faire tous les jours des frictions avec 6 ou 10 grammes d'onguent napolitain qu'on aura soin de laisser un certain temps sur la peau. Si on a recours aux pilules de protoiodure, on en donnera de deux à quatre chaque jour, c'est-à-dire 10 à 20 centigrammes. En même temps, on surveillera les dents, et on prescrira une solution de chlorate de potasse dont le malade usera sous forme de gargarisme. Si malgré ces précautions il survenait une stomatite, on ferait suspendre quelque peu le traitement mercuriel ; mais cette complication de l'hydrargyrisme est trop insignifiante en comparaison des accidents graves qu'il faut combattre pour faire rejeter d'avance la médication mercurielle telle que nous la prescrivons. Nous ne disons rien des injections sous-cutanées de composés mercuriels; dans certains cas, pourtant, elles auraient donné des résultats, quand les autres modes d'administration du médicament avaient échoué.

Quant à l'iodure de potassium, c'est par la dose de 3 ou 4 grammes qu'il faut débuter. Si les malades ne peuvent le supporter et le vomissent, on le ferait prendre en lavements. En tout cas, on maintiendra cette dose pendant quelques jours, et on l'élèvera rapidement à 6 ou 8 grammes, à moins qu'il ne survienne des accidents d'iodisme. Dans ce cas, on diminuerait la dose ou on suspendrait complètement le médicament suivant l'intensité de l'intoxication médicamenteuse.

Combien de temps doit durer le traitement spécifique? — Ce traitement doit être continué pendant longtemps. Nous en donnerons pour preuve les nombreux cas de rechute et de récidives qui sont survenus par suite de la cessation prématurée de la médication. On peut objecter que, dans certains faits, les reprises du mal se sont produites indépendamment de toute cause, alors que les malades ont continué avec régularité leur traitement. Mais, dans plusieurs observations, les récidives ont coïncidé avec l'abandon de la médication, et les accidents ont de nouveau disparu sous l'influence du mercure et de l'iodure. Ces faits démontrent la nécessité d'imposer le traitement au malade non seulement pendant l'évolution de la myélite, mais encore un certain temps après la disparition des symptômes. Or, l'économie s'habitue à l'effet des substances dont l'administration est longtemps prolongée; l'action thérapeutique s'affaiblit beaucoup, il s'établit une sorte d'accoutumance. C'est pour éviter cette condition défavorable que M. Fournier conseille d'alterner, au bout d'un certain temps, l'usage des deux médicaments antisyphilitiques.

Nécessité des révulsifs locaux. — Après avoir institué ce traitement mixte, il faut tâcher de venir en aide à la médication spécifique en agissant directement, mécaniquement sur la moelle par les révulsifs. Que le travail irritatif, qui a lieu du côté de l'axe nerveux, dépende ou non de la syphilis, les révulsifs n'auront pas sur lui une action moins marquée. On devra donc, dès le début, appliquer des ventouses scarifiées le long de la colonne vertébrale, et ne pas tarder à recourir aux pointes de feu. Si le processus morbide est lent à entrer en résolution, il ne faudra pas hésiter à poser de chaque côté du rachis de larges cautères, qu'on laissera creuser profondément. Les résultats favorables obtenus par cette méthode ne sauraient être mis en doute.

Habituellement, les complications médullaires de la syphilis se produisent, sans intéresser beaucoup au début l'état général. Cependant, quelquefois la santé s'altère, les malades maigrissent; il faut alors ajouter au traitement des toniques. Dans tous les cas, les bains sulfureux nous semblent indiqués, à moins que l'excitabilité de la moelle ne soit par trop exagérée; alors on prescrirait le bromure de potassium simultanément avec le traitement spécifique. Il en est de même de l'électricité, qui est contre-indiquée dès qu'il y a des phénomènes d'excitation. Nous devons signaler également l'action des courants continus qui, dans quelques cas, paraissent très efficaces. Dans un exemple de syphilis médullaire, qui avait résisté au traitement antisyphilitique, Gallard fit appliquer des courants continus, et obtint la guérison complète au bout de 30 séances d'électrisation.

Traitement de la convalescence. — La guérison obtenue, (si on a été assez heureux pour arriver à ce résultat), il faut prémunir le malade contre les dangers fréquents d'une récidive. En conséquence, on doit lui faire reprendre de temps à autre le traitement spécifique, et le maintenir pendant longtemps dans le calme et le repos le plus complet.

En premier lieu, il faudra lui recommander de s'abstenir pendant longtemps du coït; une telle suractivité fonctionnelle, imposée à un organe encore faible, ne serait pas sans danger.

Quant à l'action des douches froides, elle est très efficace, mais il faut en user avec ménagements, car elle n'est pas exempte de dangers.

Telles sont les indications d'après lesquelles on doit se guider pour le traitement.

CONCLUSIONS

Il existe certainement des myélites causées par la syphilis, mais les affections médullaires qui peuvent survenir chez un syphilitique ne sont pas toujours spécifiques.

Le traitement n'est pas une pierre de touche certaine.

C'est le plus souvent à une époque tardive de la syphilis, vers la quatrième ou cinquième année, que se montrent les accidents du côté de la moelle. Les myélites syphilitiques précoces, apparaissant avec les accidents secondaires sont rares, cependant on ne saurait les nier.

Les troubles médullaires spécifiques se rencontrent habituellement dans le cours des syphilis à manifestations multiples et sérieuses.

Le traitement spécifique n'est jamais la cause de la localisation spinale de la syphilis ; c'est plutôt l'absence de traitement qu'il faut incriminer.

Les lésions de la moelle déterminées par la vérole sont des lésions chroniques ; les formes aiguës sont rares. En tout cas ce sont toujours des altérations diffuses, non systématisées.

Aussi nous ne croyons guère à l'existence de l'ataxie syphilitique.

Les gommes de la moelle ou des méninges sont exceptionnelles.

Les lésions de la syphilis médullaire répondent au processus scléreux ; celui-ci atteint les méninges, la névroglie, et surtout les vaisseaux. Ces altérations vasculaires constituées par l'artérite et la périartérite avec infiltration et épaississement de la tunique externe et de la gaine lymphatique sont assez spéciales à la syphilis.

Les lésions syphilitiques de la moelle sont donc analogues aux lésions cérébrales de même nature.

Il n'y a pas de signes particuliers aux myélites spécifiques; mais elles se caractérisent par l'irrégularité, la diffusion de leurs symptômes, et par la fréquence des rechutes et des récidives.

L'impuissance, la paralysie de la vessie et du rectum, sont les premiers phénomènes qui apparaissent; ils précèdent souvent de beaucoup les troubles de la motilité. Dans bien des cas, la sensibilité n'est pas intéressée, ou l'est fort peu.

La marche de ces myélites est lente, rarement elles prennent la forme aiguë, plus rarement encore la forme ascendante aiguë. La guérison est fréquemment incomplète.

Le traitement doit être énergique; il faut employer la médication mercurielle et iodurée, et avoir recours aux révulsifs puissants.

INDEX BIBLIOGRAPHIQUE

ULRICH DE HUTTEN. De morbo gallico (1519). — ASTRUC. De morbo venere, liv. IV (1736). — CIRILLO. Maladies vén. (1786). — PORTAL. Nature et traitement du rachitis (1797). — HOUSTET. Paraplégie syphilitique guérie par frict. mercurielles (Mém. acad. de chirurgie 1810). — KNORRE. Syphilitische Lähmungen (Deutsche Klinik 1849). — GRAPPO. (Gaz. méd. de Lyon 1849). — LUCAS-CHAMPIONNIÈRE. (Id. Journal Lucas-Championnière 1851). — DEVAL. Traité de l'amaurose 1851). — BEDEL. Paraplég. guérie par mercuriaux (thèse Strasb. 1851). — VODAL DE CASSIS. Malad. vénér. 1853. — YVAREN. Des métamorphoses de la syphilis, (Gaz. méd. de Lyon 1854). — FAUNES. Gaz. hebd. 1855). — GJOR. Norsk magasin XI, p. 794, 1856. — RODET. Gaz, méd. de Lyon, avril 1859. — WALDEMAR-STEMBERG. Kjöbenhaven (1860). — LAGNEAU. Malad. syphil. du syst. nerveux 1860. — GRIESINGER. (In archiv. der Heilkunde, p. 68-81. 1860). — JACKSON et HUTCHINSON. Med. times and gaz., p. 648, june 22, 1861. — LEUBUSCHER et HÉNOCH. (Analysé in gaz. hebd. 1861). — MAC-DOWELL. Dublin quart. journal n° 5, XXXI, p. 321, 1861. — LADREIT DE LACHARRIÈRE. Des paralysies syphilitiques. Paris, 1861. — GROS et LANCEREAUX. Des affections nerveuses syphilitiques, 1861. — ZAMBACO. id. 1862. — SOUREL. paral. syphil. Strasb. 1862. — RUSSEL. Med. times and gaz., feb. 8, 1852 et Oct. 17, 1864. — PASSAVANT. Syphilitische Lähmungen (Virchow arch. XXV, 1862). — WAGNER. Das Syphilom. des Rückenmarks, 1863. — THOMAS READE. Tertiary syphilis (Dublin quart. journ. XIII-XXXVI p. 324, 1863. — WILKS. On the syphilitic affect. of intern. organs (Guy's hospital reports, 3e série, IX, p. 83, 1863). — LEVEN. Bullet. soc. biologie 1863, et gaz. méd. Paris 1864. — Hérard. Gaz. hebd., p. 501, 1864. — LANCEREAUX. Siph. viscérale, dégénérescence secondaire, gaz. hebd. 1864. — WINGE. Disease of the spinal corde. Dublin med. pres. 2e série, vol. IX, p. 83, 1863. — BROWN SEQUARD. (Leçons sur les paralys. des m. inf. 1865). — WIEDNER. Ueber spinale Lähmungen syphil., nach Caustatt's jahrber, 1869. — MOORE. The Dublin quart. journ. of med. science, may

1866. — FOLET-CHEVALET. Bul. thérap., t. LXXIII, p. 77 et 90. 1867. — HUGHLING JACKSON. Cases of diseases of the nerv. syst. in patients subjects of inherited syphilis (Lancet, 10 avril 1869), — BAYER. Union médic. 1869. — KEYES. Syphilis of nerv. syst. (New-York med. journ. nov. 1870. — MOXON. On syph. diseases of spinal cord (Dublin quart. journ. ,t. LI, p. 449. 1870). — MOLLIÈRE. Annales dermat. et de syphil., t. II, p. 311 (1870). — GILKENS. A case of syphil. of nerv. syst. (Philadelphia med. and surgic. report 1871). — HUTCHINSON. Syphil. disease of nerv. syst. med. and snrg. journ. of med. science, (july 1871). — TAILOR. Contribution to the study of syphil. of nerv. syst. (Boston med. and surg. journ., decemb. 1871). — FOURNIER. Formes précoces de syphilis nerveuse (Gaz. hebd. 1872). — LORENZO HALES. American journ. of syphilography (Oct. 1872). — OWEN REES. Remarks on nerv. diseases syphil. Guy's hospit. report, XVII (1872). — BUZZARD. On paralitic convulsions and other nerv. syst. affections in syphilitic subject (Lancet, avril-mai 1873) and clinical aspects of syphil. affect. (London 1874). — BROADBENT. Lettsomian lectures. Syphilis as a cause of disease of the nerv. syst. (Lancet 10-24 janv. 1874). — ALBERT REDER. Syphilitische affec. der centralnerven Syst. (in Vierteljahrschrift 1874). — CHARCOT et GOMBAULT. Archives phisiol. t. V, p. 143. 1873). — BRUBERGER. Virch. Arch., Bd, LX. 1874). — BROUARDEL. Gaz. des hôpitaux nos 39, 41, 43. 1874). — LÉPINE. Gaz. méd. de Paris no 14. 1874. — RUSSEL. Med. times and gaz. (25 nov. 1874), — WINDERLISCH. Ueber Syphil. affect. der Gehirns, und Rükenmarks. (in Sammlung Klin. Vorträge no 93, 3e fasc., 4e série. 1874-1875). — VIALLE. Paraplégies syphilit. (Paris, 1875). — MAURIAC. Affect. syihil. précoces des centres nerveux (ann. dermat., t. VI, p. 161. 1875). — DRESCHFELD. The practitioner (May 1875). — RICHET. (1875). — GALLARD. Union méd., 706. (1874). — BARETY. Ann. de dermat. t. V, 206. — HOMOLLE. Progrès méd. (1876). — DÉJÉRINE. Arch. physiol. (1876). — DÉJÉRINE et GOETZ. Paralysie ascendante aiguë sans lésions. (Arch. phisiol., 1876). — FOURNIER. Ataxie syphilitique (Ann. dermat., 1876). — WESTPHAL. Charité annalen, p. 420 (1876). — BUZZAR. Lancet (18 august 1877). — MAURIAC. Gaz. hebd. (1876-1877). — ROSENTHAL. Traité des maladies du syst. nerv., p. 364 (1877). — JULLIEN. Traité des mal. vén., p. 936-956 (1878). — PHILIPSON. The lancet (mars 1878). — DRYSDALE. Med. society of London (april Lancet 1878). — CAIZERGUES. Myélites syphilitiques (Montpellier 1878). — JULLIARD. Localisat. spinales de la syphilis (Lyon 1879). — PETIT. Thèse Paris, 1879.

TABLE DES MATIÈRES

Paris. — Typ. A PARENT, imprimeur de la Faculté de médecine, rue M.-le-Prince, 31.
A. DAVY, successeur.

Publications de la librairie A. Delahaye et E. Lecrosnier, éditeurs.

CHARCOT, professeur à la Faculté de médecine de Paris, etc. **Leçons sur le système nerveux**, faites à la Salpêtrière, recueillies et publiées par le Dr Bourneville, rédacteur en chef du *Progrès médical*. 3e édit. revue et augmentée. 2 vol. in-8 avec 50 fig. intercalées dans le texte et 21 planches, dont 15 en chromolithographie, 1880........ 28 fr.
Cartonné........ 30 fr.

CHARCOT. **Leçons sur les localisations dans les maladies du cerveau et de la moelle épinière**, faites à la Faculté de médecine de Paris; recueillies et publiées par les Drs Bourneville et Brissaud. 1 vol. in-8 avec 89 fig. intercalées dans le texte. 1878-80........ 11 fr.
Cartonné........ 12 fr.

RICHER (Paul), ancien interne, lauréat des hôpitaux de Paris. **Études cliniques sur l'hystéro-épilepsie ou grande hystérie**, précédées d'une lettre-préface de M. le professeur J.-M. Charcot. 1 vol. in-8 avec 105 fig. intercalées dans le texte et 9 gravures à l'eau forte. 1881........ 19 fr.
Cartonné........ 20 fr.

LUYS, membre de l'Académie de médecine, médecin de la Salpêtrière, etc. **Traité clinique et pratique des maladies mentales**. 1 vol. in-8 avec 27 fig. intercalées dans le texte et 10 planches coloriées et photomicrographiques........ 17 fr.
Cartonné........ 18 fr.

GRASSET, professeur agrégé à la Faculté de médecine de Montpellier, etc. **Traité pratique des maladies du système nerveux**. 2e édit. 1 vol. in-8 avec 35 figures, intercalées dans le texte, et 10 planches en chromolithographie et photoglyptie 1880........ 25 fr.

GRASSET. **Des localisations dans les maladies cérébrales**. 3e édit. 1 vol. in-8 avec 8 figures dans le texte et 6 planches. 1880........ 9 fr.

BOURNEVILLE et P. RENARD. **Iconographie photographique de la Salpêtrière** (service de M. le professeur Charcot). Tome Ier. **Hystéro-épilepsie. Attaques**. 1 vol. petit in-4 avec 40 photographies 1878. Broché.... 30 fr.
Relié en demi-chagrin rouge, doré en tête, non rogné avec coins.... 36 fr.
Tome II **Épilepsie partielle. Hystéro-épilepsie. De l'hystérie dans l'histoire**. 1 vol. petit in-4, avec 39 photographies. 1878........ 30 fr.
Relié........ 36 fr.
Tome III **Du sommeil, du somnambulisme, du magnétisme, des zones hystérogènes chez les hystériques**. 1 vol. petit in-4 avec 20 photographies, 1881........ 30 fr.
Relié........ 36 fr.

BOURNEVILLE, rédacteur en chef du *Progrès médical*, **Recherches cliniques et thérapeutiques sur l'épilepsie et l'hystérie**. Compte rendu des observations recueillies à la Salpêtrière de 1873 à 1876. 1 vol. in-8 avec 3 planches. 1876........ 4 fr.

GRIESINGER, professeur de clinique médicale et de médecine mentale à l'Université de Berlin. **Des maladies mentales et de leur traitement**. Ouvrage traduit de l'allemand sous les yeux de l'auteur par le Dr Doumic accompagné de notes par M. le Dr Baillarger médecin de la Salpêtrière, membre de l'Académie de médecine. 1 vol. in-8. 1868........ 9 fr

FABRE, professeur de clinique interne, etc. **Les relations pathogéniques des troubles nerveux**. ou les troubles nerveux étudiés dans leurs rapports réciproques de causes a effet avec les autres phénomènes morbides. Leçons recueillies par le Dr Audibert. 1 vol. in-8 1880........ 8 fr.

DURET, aide d'anatomie à la Faculté de médecine de Paris, etc. **Études expérimentales et cliniques sur les traumatismes cérébraux**. Tome I 1 vol. in-8 avec 38 figures dans le texte, et 19 planches dont 8 en chromolithographie. 1878........ 15 fr.

LEGRAND DU SAULE **Étude médico-légale sur les testaments contestés pour cause de folie**. 1 vol. in-8. 1877........ 9 fr.

LEGRAND DU SAULLE. **Étude médico-légale sur l'interdiction des aliénés et sur le conseil judiciaire**; suivie de recherches sur la situation juridique des fous et des incapables, à l'époque romaine. 1 vol. in-8. 1880........ 8 fr.

LEGRAND DU SAULLE. **Étude médico-légale sur les épileptiques**. 1 vol in-8. 1877........ 4 fr. 50

Paris. — Typ. A. Parent, imprimeur de la Faculté de médecine, rue M.-le-Prince, 31
A. Davy, successeur

www.ingramcontent.com/pod-product-compliance
Ingram Content Group UK Ltd.
Pitfield, Milton Keynes, MK11 3LW, UK
UKHW031850260826
14628UKWH00002B/694